Function and Surgery of the Carotid and Vertebral Arteries

颈动脉与椎动脉的外科手术学

编著　〔美〕雷蒙·贝尔盖

主译　曲乐丰　陈　忠

天津出版传媒集团

天津科技翻译出版有限公司

著作权合同登记号:图字:02-2014-323

图书在版编目(CIP)数据

颈动脉与椎动脉的外科手术学/(美)贝尔盖(Berguer, R.)编著;曲乐丰等译. —天津:
天津科技翻译出版有限公司,2015.4
书名原文:Function and surgery of the carotid and vertebral arteries
ISBN 978 - 7 - 5433 - 3479 - 3

Ⅰ.①颈⋯ Ⅱ.①贝⋯ ②曲⋯ Ⅲ.①颈动脉疾病 - 外科手术 ②椎动脉 - 脊椎病
- 外科手术 Ⅳ.①R653

中国版本图书馆 CIP 数据核字(2015)第 051379 号

本书提供了药物的适应证、副作用和剂量疗程,可能根据实际情况进行调整。读者须
阅读药品包括盒内的使用说明书,并遵照医嘱使用。本书的作者、编辑、出版者或发行者
对因使用本书信息所造成的错误、疏忽或任何后果不承担责任,对出版物的内容不做明
示的或隐含的保证。作者、编辑、出版者或发行者对由本书引起的任何人身伤害或财产
损害不承担任何责任。

授权单位:Lippincott Williams & Wilkins Inc.
出　　版:天津科技翻译出版有限公司
出 版 人:刘 庆
地　　址:天津市南开区白堤路 244 号
邮政编码:300192
电　　话:(022)87894896
传　　真:(022)87895650
网　　址:www.tsttpc.com
印　　刷:山东临沂新华印刷物流集团有限公司
发　　行:全国新华书店
版本记录:889×1194　16 开本　8.5 印张　200 千字
　　　　　2015 年 4 月第 1 版　2015 年 4 月第 1 次印刷
　　　　　定价:128.00 元

(如发现印装问题,可与出版社调换)

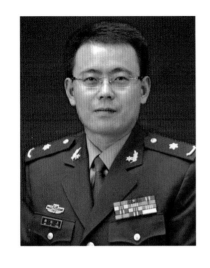

曲乐丰

第二军医大学附属长征医院血管外科主任及创始人，主任医师、教授、博士生导师。我国血管外科专业首位博士后，在德国正式行医近 3 年（行医许可号：Nr.620-2411.2-Qu）。

主要从事血管系统各类疾病的微创手术治疗、发病机制研究和器具研发。颈动脉外科是其最大临床特色。引进并改良颈动脉手术新概念和新术式，建立了颈动脉病变评分系统，实施个体化微创治疗。积极探索疑难复杂颈动脉狭窄/闭塞的治疗，在主动脉弓上血管病变的外科治疗方面积累了丰富经验。在国内率先开展多项新的颈动脉手术，使平均手术时间缩短 1/2 至 2/3，并发症率由 3%~6% 降低至 1% 以下；并打破传统时间窗，率先开展急诊颈动脉内膜剥脱术；率先探索颈动脉闭塞、颈动脉支架术后狭窄/闭塞、放疗后颈动脉狭窄以及颈动脉体瘤和近颅底巨大颈动脉瘤的手术治疗。优化腔内微创技术和传统手术，率先开展复合手术治疗复杂颈动脉病变，取得良好效果。截至 2014 年底，个人完成包括颈动脉、椎动脉病变在内的主动脉弓上血管病变手术治疗 4000 余例，被卫生部聘为全国首届"卫生部脑卒中筛查与防治工程全国中青年专家委员会"常务委员，并获得 2014 年国家卫生和计划委员会（简称"卫计委"）"脑卒中筛查与防治优秀中青年专家奖"。

在两年多的时间内，将所在单位建设成为"国家卫计委脑卒中筛查与防治颈动脉内膜剥脱技术培训基地"和"上海市脑卒中临床救治中心"以及"第二军医大学颈部血管病诊疗中心"。

同时对颈动脉狭窄和脑梗死的发病机制进行研究，在国际上首次建立了幽门螺杆菌感染高脂血症大白兔所致兔颈动脉粥样硬化模型，并在此基础上开展颈动脉斑块和炎症/免疫的相关研究。为 11 项基金的项目负责人，发表论文 100 余篇，主编专著 3 部，主译、副主译专著 2 部，应邀参编国际专著 4 部。获全军医疗成果一、二、三等奖各 1 项，上海市医学科技三等奖 1 项，国家发明专利 6 项。现担任国际血管联盟中国青年分会副主任委员、国际静脉联盟中国分会委员、国家卫生部脑卒中筛查与防治工程全国中青年专家委员会常务委员、中华医学会血管外科与组织工程专业委员会中青年委员、中国医师协会心血管外科医师分会大血管学组委员、中国医师协会外科医师分会血管外科医师委员会委员、国际 F1000（千名医学家）委员、国际腔内血管外科专家协会（ISES）会员、国际及国内多本杂志的编委及审稿专家、国内多家医院的客座教授。入选了一系列人才培养计划：2007 年度德国政府颁发的"在德工作专家回国资助计划"、2008 年度"上海市浦江人才培养计划（A 类）"、2008 年度"上海市优秀青年医学人才培养计划"优秀培养对象、2009 年度"第二军医大学'5511'人才培养计划"、2009 年度"上海市领军人才后备队培养对象"、2010 年度"第二军医大学首届'优秀青年学者'"、2010 年度上海市高校"东方学者"特聘教授、2011 年度"上海市青年科技启明星跟踪对象"、2013 年度"上海领军人才"。

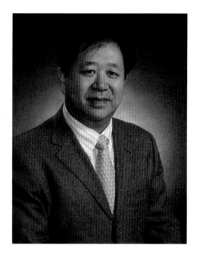

陈 忠

首都医科大学附属北京安贞医院血管外科主任，主任医师、教授、博士生导师。从事血管外科专业三十余年。先后从师于我国著名血管外科专家汪忠镐院士和吴庆华教授，有深厚的血管外科临床基础和实践经验。

主要从事各种血管外科常见病、多发病的诊断，以及血管腔内治疗及手术治疗。擅长胸腹主动脉瘤、主动脉 B 型夹层、颈动脉瘤、颈动脉体瘤及各种周围动脉瘤的手术及血管腔内治疗；各种类型大动脉炎特别是头臂动脉型、肾动脉型、主动脉型和混合型大动脉炎的血管腔内和手术治疗；布-加综合征的血管腔内和手术治疗等；各种动脉硬化闭塞症(如：腹主动脉、髂动脉、股动脉、腘动脉、颈动脉、锁骨下动脉、腋动脉、肾动脉等各部位的狭窄和闭塞)的血管腔内和手术治疗；并在血管腔内技术和手术相结合治疗动脉闭塞性疾病方面有自己的独到见解。

从事首都医科大学医学系和预防医学系临床教学工作十余年，承担首都医科大学医学系及预防医学系授课任务。同时，安贞医院血管外科作为卫计委脑卒中筛查与诊疗培训基地、国家首批外周血管介入与诊疗培训基地、卫计委颈动脉内膜剥脱技术培训基地，近年来举办多次培训班，得到了广大学员的一致认可和好评。目前担任 15 种专业核心期刊杂志编委，在国家一类杂志发表专业学术论文 70 余篇，发表 SCI 文章 6 篇，获省市级科研成果奖 4 项，作为编委参与编写论著 2 部，作为副主编参与编写专著 4 部，作为主译参与译著 2 部。作为负责人或主要人员参与国家"863"课题、国家自然科学基金、北京市自然科学基金、北京市科委科技计划研发攻关课题等多项研究课题。

目前担任中国医师协会外科医师分会血管外科医师委员会主任委员、中华医学会外科学分会血管外科学组副组长、中国医疗保健国际交流促进会血管外科专业委员会副主任委员、中国医师协会腔内血管学专业委员会副主任委员、中国医师协会介入医师分会副会长、北京医学会血管外科专业委员会常务副主任委员兼动脉学组组长、北京医师协会血管与腔内血管外科专家委员会副主任委员、中国中西医结合学会周围血管病专业委员会委员、北京中西医结合学会周围血管病专业委员会副主任委员、中华医学会中华医学科技奖终审专家评委、中华医药卫生发展促进学会华夏医学奖终审专家评委。

主　译　曲乐丰　陈　忠

主　审　王玉琦　周定标

助　理　邹思力　钱振宇

译校者（按姓氏笔画排序）

王　亮　王昊邈　王晓民　曲乐丰　李永华

杨俊林　吴永发　吴鉴今　邹思力　陈　忠

金　杰　柏　骏　贺　元　钱振宇　高　鹏

职康康　黄　通　温兴铸

随着我国老龄化进程不断加剧，饮食、生活习惯等的改变，血管系统疾病已经成为我国第一位死亡和致残原因。颈动脉与椎动脉病变所致的缺血性脑卒中发病率高，致死、致残率高，引起了全社会的高度关注。而颈动脉与椎动脉疾病的外科手术治疗如颈动脉内膜切除术（CEA）被公认为是治疗颈动脉狭窄预防缺血性脑卒中的"金标准"，该类手术在欧美等国家已成熟开展几十年，但在国内因多种原因一直未能很好推广。

如今，恰逢国际著名血管外科大师雷蒙·贝尔盖(Ramon Berguer)博士将其一生积累的大量颈动脉与椎动脉手术的丰富经验编著成册，该书详尽阐述了颈动脉与椎动脉的解剖学及解剖变异、病理学、外科手术技术及手术误区和预防措施，为从事相关手术的外科医生提供了宝贵的理论基础和技术精髓。译者与雷蒙·贝尔盖博士常有交流，我们认为本书对于国内的血管外科、神经外科、心脏外科、介入科等多个学科的临床医师在颈动脉与椎动脉的系统解剖、功能、病理、手术技巧等诸多方面具有巨大的学习和借鉴价值。同时，译者团队亦长期从事血管系统疾病的临床及基础研究，在颈动脉与椎动脉疾病领域开展了大量工作，截至2014年底，完成颈动脉与椎动脉开放及腔内介入手术4000多例。译者所在单位是国内首批、全军唯一的"国家卫计委脑卒中筛查与防治颈动脉内膜剥脱技术培训基地"，同时也是国家外周血管介入诊疗培训基地、上海市脑卒中临床救治中心、第二军医大学颈部血管疾病诊疗中心。

我们衷心希望本书的出版，能够为从事颈动脉与椎动脉疾病诊疗的血管外科、神经外科、心脏外科、介入科、影像科等相关专业的临床与科研人员提供有用的参考信息和实践指导。

限于时间及水平的限制，文中难免出现错漏，请广大读者予以批评指正！

2015 年春节于上海

颅外段血管疾病外科手术学是外科史上仅次于冠状动脉疾病的最具挑战性的学科之一。多个前瞻性随机试验已经证实,无论对于有症状的还是无症状的中重度颈动脉狭窄性病变,颈动脉内膜切除术(CEA)的防治效果均优于单纯的药物治疗。而随着颈动脉支架形成术(CAS)的应用及推广,CEA 的统治地位受到了新的挑战。但是,美国、欧洲及其他国家学者精心设计的临床试验证据却表明,CAS 中远期死亡率及卒中等并发症发生率是 CEA 的 2 倍。

对于经全面评估、筛选的合适患者,CEA 仍然被认为是治疗颈动脉硬化狭窄的最佳治疗选择。雷蒙博士的这本新教材的出现尤为及时且极具学术价值,本书遵循外科手术学讨论的传统结构,但又不乏独到之处。首先,针对颈动脉与椎动脉的解剖学及解剖变异的讨论十分详尽,无论对初学者还是经验丰富的血管外科医生来说都是一笔宝贵的财富。我至今尚未见过任何解剖学或外科学的教材能有如此详细的描述及分析。可贵的是,雷蒙博士描述的所有解剖学变异均来自于他毕生的临床实践及研究经验,仅此章节便值得读者仔细研读,认真揣摩。同样,针对病理学的讨论亦言简意赅,全面且详细。最后,针对外科手术技术的精辟论述更是雷蒙博士毕生丰富的临床及手术经验的完美呈现。此外,除了手术技术讨论部分,书中还专设章节提醒读者警惕潜在的手术误区及预防措施,再次强调了术中精准的判断来自于丰富的实践经验。通过对本书的研读,耐心地体会作者的毕生心得,我们都能得到很大的提高。

总之,本书展现了雷蒙博士毕生所学的精髓,不同水平的血管外科及相关学科的医生,均可从书中受益。阅读本书对我来说既是享受又是学习,对于能够花时间来细细品味本书的人而言亦会如此。

卫斯理 S. 莫尔　医学博士

加利福尼亚州　洛杉矶

在我的血管外科生涯中,我曾为大量的主动脉弓上病变及颈动脉、椎动脉病变的患者行手术治疗。如今,我在个人的这项工作接近尾声时写下这本书。由于骨骼、肌腱、动脉之间的解剖学相互关系,以及血流动力学和动脉壁之间的机械作用力,构成了颈动脉和椎动脉病理学的一个有说服力的理论系统,因此本文的叙述具有机械论偏倚。

在许多前瞻性试验中,关于适应证、手法选择和并发症的处理等问题尚无确切的答案。我们可以依靠直接观察,对机制的理解以及比较治疗效果,来寻求尚未解决的问题的答案。在没有观察与干预的对比试验指导的情况下,我参考能够指导我们结扎一条出血的动脉或取出一个急性的栓塞的各类文献。

血管外科是一个需要依靠试验和错误来积累经验的学科。我们用简单的探索去处理大量复杂的血管系统疾病。我们学科的核心是决定何时以及如何修缮血管。凡是涉及手术修复,我们希望采用简单、快捷的方式。

随着腔内手术慢慢成为血管外科医生实践的重要组成部分,为供给大脑的动脉做开放手术不再那么频繁,这对于很少接触这类手术的血管外科住院医师来说,可能没有机会去学习解决一些异常情况的手术技巧。

来自于创新者和一些企业在 20 世纪 90 年代发起的临床试验的报道称,我们一直在做的主动脉弓上血管、颈动脉和椎动脉粥样硬化病变的开放手术,将被血管成形术和支架植入术取代,从而退居次要的地位。然而最终,如 CREST 和 ICSS 等精心设计的试验表明,在死亡率和卒中发生率等方面,颈动脉内膜切除术比支架植入术更加安全。目前尚无关于椎-基底动脉供血不足患者行椎动脉成形术的疗效分析的临床报告,并且主动脉弓上分支病变行动脉支架成形术的远期疗效与外科手术重建相比并不占优势。这些观点没有否定血管成形术和支架植入术在局部血管条件差、有严重并发症或者预期寿命较短的情况下,可能是主动脉弓上病变或颈动脉病变患者的最佳选择这一事实。我们认识到,腔内手术给那些在过去需要冒很大风险、手术操作困难的特殊病例带来了有效的解决方案,如修复颅底动脉瘤、椎动脉远端动静脉瘘,以及瘢痕损伤或颈部放疗导致的颈内动脉病变等。

现有数据显示,手术是大多数颈动脉和椎动脉病变的最佳解决方案,但只有当我们领会到不是所有的颈动脉和椎动脉手术都是相同的,这个观点才是有意义的,在某种意义上,每一个血管成形术则非常相似。当一些多中心研究报告显示手术并发症的发生率大于其他研究的十多倍,那么可以推断该研究各中心提供的手术治疗质量是不同的。颈动脉和椎动脉手术不允许技术性的错误,为了控制死亡率和卒中率的风险在1%的水平,在患者的选择上需要不断细化,要预料到解剖学上的变异,并追求技术上的完美。考虑到最后两个因素,我在本书中详述了我认为与安全处理这些血管有关的解剖学、几何学及技术上的所有细节。

通过这本书,我想和大家分享我在手术经历中所犯过的错误以及获得的一些启发,从而给患者带来更多益处。

雷蒙·贝尔盖

密歇根 安阿伯

缩略语

以下是文中常用到的缩写

ACA	大脑前动脉（Anterior cerebral artery）
APN	副膈神经（Accessory phrenic nerve）
AV	动静脉（Arteriovenous）
BA	基底动脉（Basilar artery）
CA	颈动脉（Carotid artery）
CBT	颈动脉体瘤（Carotid body tumor）
CCA	颈总动脉（Common carotid artery）
CEA	颈动脉内膜切除术（Carotid endarterectomy）
CTA	计算机断层扫描血管成像（Computerized tomography angiogram）
ECA	颈外动脉（External carotid artery）
EJV	颈外静脉（External jugular vein）
FMD	纤维肌性发育异常（Fibromuscular dysplasia）
GSM	灰度中位数（Gray scale median）
IA	无名动脉（Innominate artery）
ICA	颈内动脉（Internal carotid artery）
IJV	颈内静脉（Internal jugular vein）
Lt	左（Left）
MCA	大脑中动脉（Middle cerebral artery）
MR	磁共振（Magnetic resonance）
MRA	磁共振血管成像（Magnetic resonance angiogram）
MRI	磁共振图像（Magnetic resonance image）
PAt	前寰椎动脉（Proatlantal artery）
PCA	大脑后动脉（Posterior cerebral artery）
PICA	小脑后下动脉（Posterior‐inferior cerebellar artery）
PN	膈神经（Phrenic nerve）
Rt	右（right）
rSA	食管后锁骨下动脉（retroesophageal subclavian artery）
RSD	反射交感性营养不良（reflex sympathetic dystrophy）
SA	锁骨下动脉（Subclavian artery）
TIA	短暂性脑缺血发作（Transient ischemic attack）
US	超声（Ultrasound）
VA	椎动脉（Vertebral artery）
VBI	椎基底动脉缺血（Vertebrobasilar ischemia）

目　录

第 1 章

颈动脉与椎动脉系统的解剖和功能

主动脉弓的分支（主动脉弓上血管）

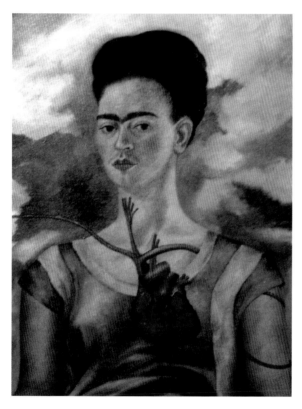

版画 1.1　取自 Frieda Kahlo 的自画像《两个 Frieda》，Frieda Kahlo（1907—1954）本人对主动脉弓分支做了标注。

解剖与变异

　　主动脉弓各分支正常的走行顺序（占 82%）（图 1.1）是无名动脉（IA）和左颈总动脉（CCA）首先在前纵隔内发出，左锁骨下动脉（SA）在后纵隔内从主动脉弓远端发出。左颈总动脉与左锁骨下动脉起始部的间距（1~2cm）通常比无名动脉与左颈总动脉的间距大。

　　主动脉弓各分支最常见的变异（占 10%）是左颈总动脉起始部自主动脉弓更近端发出，而与无名动脉共同开口于主动脉弓，也可直接从无名动脉分出。黑色人种的这种变异发生率高于白色人种。这一变异关系到对其行血管夹闭操作或血管成形术时如何保证大脑左右半球必要血供，外科医生对此应有充分认识。

　　另一种"V"形结构变异（占 10%），表现为双侧颈总动脉从一个共同出口分开，或在双侧

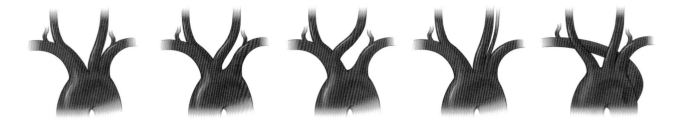

图 1.1　主动脉弓上血管开口的变异。

颈总动脉分开进入颈部之前形成一段短的总颈动脉干。这种变异被不恰当地命名为"牛"形，可见于右食管后锁骨下动脉(rSA)异常的患者(图 1.2)[1]*。

第三种变异表现为左椎动脉(VA)从左锁骨下动脉和左颈总动脉起始部之间的主动脉弓发出。该变异占正常人群的7%，后文将具体讨论(见第15页"V1 段:椎间孔外段")。这种变异在左锁骨下动脉和左椎动脉手术中需特别注意。

当无名动脉起始于主动脉弓远端，止于右颈部时，需跨越左支气管，并与其交叉，后者受压迫后会产生不同的症状，取决于二者的硬度。新生儿气管柔软，当无名动脉压迫气管时会出现呼吸窘迫症状。对于大多数新生儿，无名动脉的全部或部分自主动脉弓发出后向左支气管走行。到 3 岁时，随着主动脉弓的生长，无名动脉起始部朝向右支气管，此时不再跨越左支气管。对于药物治疗无效的发作性呼吸暂停或反复性气管支气管炎的患儿，需手术矫正，通常可将无名动脉起始部矫正至主动脉弓近端。相反，置有永久性气管造口套管或长期气管插管的患者，当患者无名动脉后壁被硬化的气管置管侵蚀破坏时，将出现主动脉-无名动脉瘘，并发生致命性出血。

主动脉弓变异的临床意义

正常人群中右食管后锁骨下动脉变异的发生率为0.8%(图 1.1)。这种动脉变异往往伴随

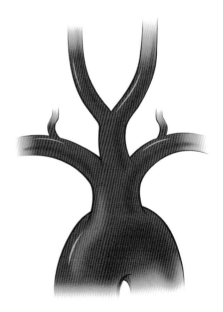

图 1.2　牛形主动脉弓。

---

* Layton 指出人类牛形主动脉弓变异与牛的主动脉分支并不相同。

出现以下全部或部分相关变异:右侧胸导管,非折返右侧喉下神经,双侧颈总动脉共同流出道(图 1.3)。这些患者的右椎动脉可从右锁骨下动脉、右颈总动脉或无名动脉中任一支发出。

　　具有右食管后锁骨下动脉这一异常结构的个体,和有其他一些永久性胚胎动脉(如坐骨神经伴行动脉、三叉动脉等的个体一样,更易发生动脉粥样硬化或动脉瘤性疾病。食管后锁骨下动脉瘤可发展成异常巨大的瘤体(图 1.4),并可破入食管。右食管后锁骨下动脉可起始于正常形态的降主动脉,但起始于 Kommerell 憩室(一种主动脉壁的异常外翻)的情况更常见。Kommerell 憩室开口周围的主动脉壁也多为异常结构,表现为在憩室开口的上下方发生扩张,并可扩大至相邻的左锁骨下动脉(图 1.5)。

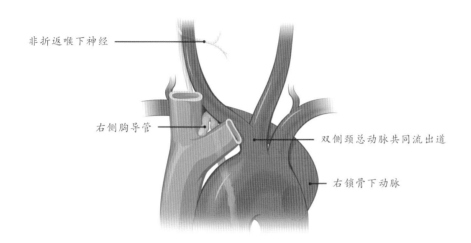

图 1.3　右食管后锁骨下动脉的发育异常。

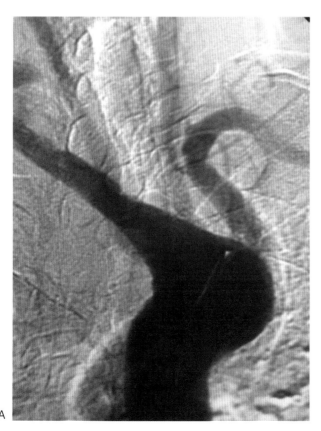
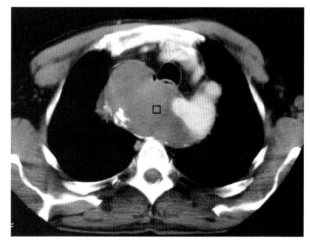

图 1.4　(A)右食管后锁骨下巨大动脉瘤。(B)巨大动脉瘤内的附壁血栓。可见动脉瘤压迫食管。

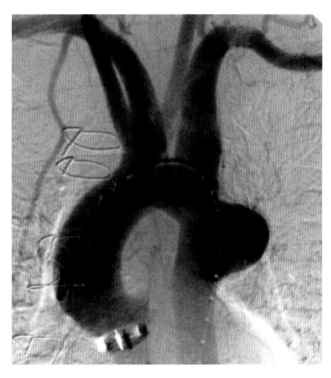

图 1.5   右食管后锁骨下动脉起始部周围主动脉壁扩张至左锁骨下动脉。

在之前的一篇文献[2]中,我曾论述过通过在主动脉前壁开口,置入一腔内补片以直接闭合 Kommerell 憩室。现在发现该手术方式不可行。术后若干年后发现,原来用以关闭憩室开口的补片周围的主动脉壁发生扩张。目前针对 Kommerell 憩室的治疗方法为腔内移植物同时覆盖憩室开口及其毗邻主动脉壁,其效果远好于之前的手术方式,这种术式不仅能闭塞憩室开口,而且能有效防止远期主动脉扩张。该方法通过锁骨路径将右锁骨下动脉移位至右颈总动脉,从而覆盖修补 Kommerell 憩室开口。

右侧主动脉弓的人群,其主动脉弓分支排列顺序与正常左侧主动脉弓分支排列顺序呈镜像相反关系。如果他们存在食管后锁骨下动脉,则该动脉位于左侧(图 1.6)。右侧主动脉弓个体可同时存在发育不良的左侧无名动脉 (图 1.7A),并可导致左侧锁骨下动脉盗血 (图 1.7B)。存在有不连于主动脉的孤立性左锁骨下动脉的患者可表现为相似的盗血(图 1.8)。包括前文已论述的常见变异,目前已报道共有 25 种不同的主动脉分支排列顺序。

膈神经和锁骨下动脉

锁骨下动脉(SA)手术后可出现单侧膈抬高,可能与膈神经和副膈神经(aPN)的解剖位置有关。有 68% 的人存在副膈神经,其走行存在很大的变异。副膈神经可起始于支配锁骨下肌群的神经(包括 C5 和 C6 神经纤维),也可起始于颈襻[3]。副膈神经常位于右侧(图 1.9),而且 90% 在膈神经(PN)侧方。

膈神经或副膈神经损伤可引起单侧膈肌麻痹。如心脏手术 * 后单侧膈肌麻痹的发生率很高,可达 10%~85%,原因之一就是损伤了副膈神经。此外,单侧膈肌麻痹还可由锁骨下静脉穿刺术或锁骨上神经阻滞术引起[4-6]。

锁骨下静脉和胸廓内动脉周围的神经环路将膈神经和副膈神经连接在一起。当行静脉

---

* 心脏手术后单侧膈肌麻痹的另一原因是因低温保护心肌导致的膈神经冷损伤。

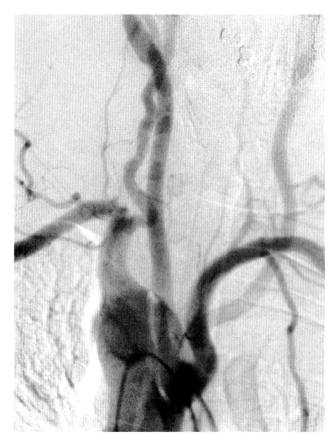

图 1.6 右位主动脉弓伴左食管后锁骨下动脉。

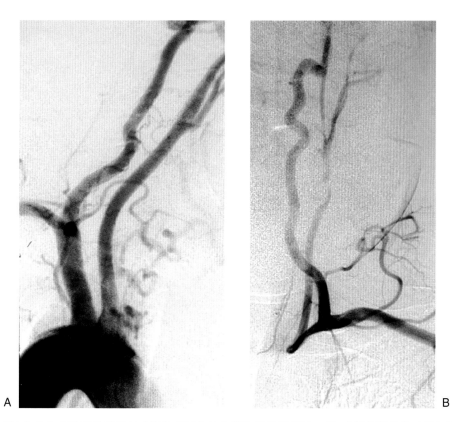

图 1.7 (A)右位主动脉弓伴随无名动脉发育不良的血管造影的早期相。(B)晚期相提示椎动脉与颈总动脉盗血。

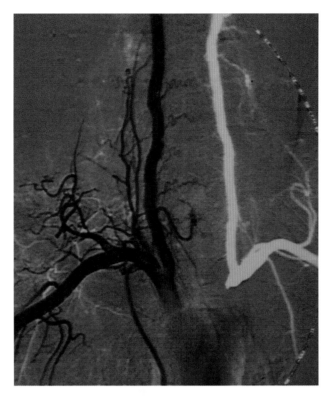

图 1.8   孤立性左锁骨下动脉的锁骨下-椎动脉盗血。

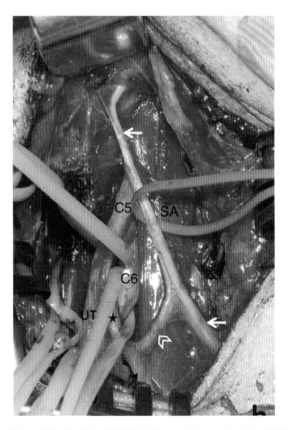

图 1.9   副膈神经及其与膈神经的连接。箭头所指为膈神经；星号（＊）标记的是副膈神经。（With permission from：Sharma MS，Loukas M，Spinner RJ. Accessory phrenic nerve: a rarely discussed common variation with clinical implications. *Clin Anat*. 2011; 24:671–673.）

穿刺术和冠状动脉重建术时,对胸廓内动脉的过度分离可能会损伤膈神经和副膈神经。

　　这种副膈神经的解剖变异说明:即使外科医生在手术中注重保护膈神经主干的完整性,术后依然可出现单侧膈肌麻痹。因此,在手术视野中见到任何与膈神经相连的神经都应保留。

颈动脉

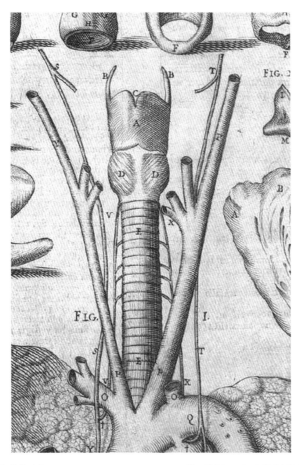

版画 1.2　主动脉弓分支的解剖。Giulio Casseri(1552—1616)绘(截图)。令人惊讶的是,在 1937 年 Boyd 描述颈动脉窦之前,人们在 19 和 20 世纪的其他解剖图谱中从未见过对该段颈内动脉扩张的详细描述。

走行和组织学

　　颈部动静脉不呈正中线对称。主动脉弓各分支也是非对称的,左右颈动脉可在不同平面分叉,双侧颈动脉粥样斑块的发展速度也各不相同。血管的具体走行并不是由基因编码*,而是血管前体与局部因素之间相互作用的结果。

　　我们曾将颈总动脉(CCA)、颈内动脉(ICA)和颈外动脉(ECA)的扭曲归因于年龄和高血压,不过一些研究人员发现部分新生儿存在颈内动脉扭曲,故对年龄这一原因表示怀疑。但

---

* 同卵双胞胎具有不同的手背静脉构型。

不可否认,在颈部血管造影图片中年轻人的颈部血管要比老年人的平直。

随着年龄的增长和动脉粥样硬化危险因素的累积,颈总动脉直径将越来越大。随着年龄的增长,颈总动脉增粗的同时也会伸长*。而且,由于椎间盘缩短、颈椎前凸增大,主动脉弓与颅底之间的距离亦随年龄增长而缩短。由于两者之间连接着颈总动脉和颈内动脉,为了适应这种缩短的距离,颈动脉变得扭曲。

另一种颈动脉扭曲(图 1.10)是在胚胎发育过程中形成的,而不是年龄、高血压或粥样硬化引起的继发性血管重塑。Beigelman[7]曾广泛收集从婴儿到 90 岁老人共 885 人,调查结果表明颈动脉扭曲与年龄增大无相关性。

具有不同功能并且中膜成分各异的多条动脉汇合,构成颈动脉公叉。主动脉分支(无名动脉、颈总动脉和锁骨下动脉)是弹性血管。同绝大多数传导动脉一样,颈总动脉的中膜成分主要为弹性蛋白和胶原。相反,作为肌性动脉的颈外动脉和颈内动脉,其中膜成分由大量平滑肌和少量弹性蛋白或胶原蛋白网组成。这种结构使颈内动脉和颈外动脉可以收缩乃至痉挛,正如我们在手术中分离或牵拉它们时所见到的。

弹性颈总动脉与肌性颈内动脉之间的移行区域位于颈内动脉起始部向远端延伸 10mm 处。位于此移行区域内的颈动脉压力感受器,通过转换血管受牵拉的信号从而感受血压变化。绝大多数颈动脉粥样变性发生于该区域。

颈动脉窦的外膜较厚[8](0.6mm),而主要由弹性组织构成的中膜则较薄(0.2mm)。在距分叉约 8mm 处,中膜的厚度因平滑肌的出现而增加 1 倍。交感神经走行于颈内动脉外层,可因动脉夹层的壁内血肿而拉伸并断裂。据统计,霍纳(Horner)综合征在颈内动脉夹层的发生率可高达 25%~40%。

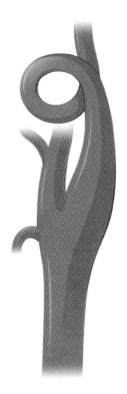

图 1.10　颈动脉扭曲。

---

* 当剥离隐静脉移植物用于旁路手术时,隐静脉会随着扩张而使长度增加。任何弹性物体如要变薄,就必然纵向延长(就像扩张时的动脉壁)。固体的泊松比(横向变形系数)是指横向与纵向变形的比值。颈动脉的泊松比约为 0.4。

颈内动脉发育不良

颈内动脉可全部缺失,称为无生成(agenesis)(图 1.11),或仅可见正常大小的根部,但以远部分管腔狭窄呈线样或完全缺如,整个颈内动脉呈灯泡样,称为无塑成(aplasia)。对侧颈内动脉或椎动脉为实现缺失部分的颈内动脉供血而变得粗大。

由于胚胎时期的颅底在颈内动脉形成之后两周才形成,颈内动脉无塑成的患者的颞骨中将无颈动脉管(图 1.12),而颈动脉发育不良(hypoplasia)的个体其颈动脉管也相应较小。

患者通常因颅内动脉瘤行血管造影检查时发现颈内动脉发育不良(预计发病率为0.01%),颈内动脉发育不良患者的颅内动脉瘤发病率较无此异常者高 30%[9]。

颈内动脉发育不良患者颅内动脉瘤高发病率归因于:①对侧颈内动脉与基底动脉循环负荷增大;②胚胎期第 4~5 周时出现同步发育错误。但事实上,颅内动脉瘤更多出现于无塑成的颈内动脉的同侧,常发生于血流量并未异常增加的颅内动脉,故第二种解释更为可靠。此外,颈内动脉发育不良患者常同时合并其他畸形(如室间隔缺损、血管瘤),而这些畸形常被认为在胚胎期与颈内动脉发育的同一时期(第 4~5 周)出现,这一事实进一步支持了第二种解释。

颈动脉分叉

颈动脉分叉粥样斑块常呈不对称分布。因两侧的动脉壁及其构成细胞都暴露于相同的体液成分中,故颈动脉分叉的不同形状决定了粥样斑块在一侧出现而在另一侧不出现。分叉处动脉壁的形状与血流之间的相互作用决定了动脉壁所受的剪应力、动脉壁的代谢、局部的血小板聚集速度等促进或抑制动脉粥样斑块形成和发展的可能因素。这些原因促使人们进行了一系列关于颈动脉分叉不同形状以及这些变量将产生什么影响的研究。

双侧颈总动脉分叉在同一水平者占 28%。右侧分叉较高者占 22%,左侧较高者占 50%。

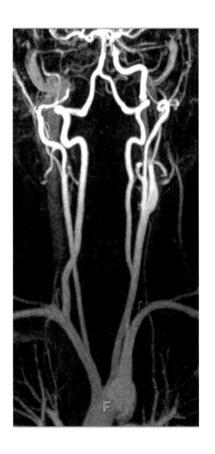

图 1.11 右颈内动脉无生成。

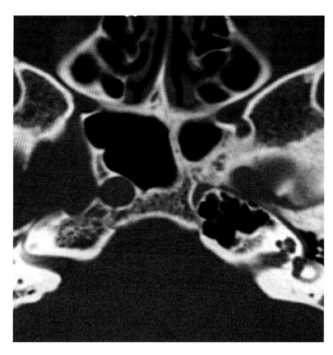

图 1.12　左颈动脉无塑成的患者,其左颈动脉管腔缺如。

颈总动脉分叉可位于颈部较低水平,极少数病例可低至上纵隔。

一项大样本血管造影检查结果提示颈动脉分叉的形状存在高度的个体间和个体内差异[10]。新生儿颈动脉分叉的面积比(β)* 为 1.14[11],非常接近理想面积比(1.15),该理想面积比是根据流体物理学基于能最大限度减少压力梯度和波反射的理想颈动脉分叉模型而计算得出的。颈动脉分叉的面积比决定了动脉壁承受的单向血流因颈总动脉分支(颈内动脉和颈外动脉)而产生的压力下降,以及向血流上游反射和回弹的压力波的大小。颈动脉分叉的面积比差异在个体间可达 4 倍之多。此外,同一个体双侧颈动脉分叉的形状同样存在很大差异[10]。

对于研究颈动脉分叉血液流体力学和粥样斑块发展趋势这两者之间关系的学者,颈内动脉球形起始部构成的颈动脉分叉的独特形状已成为兴趣热点。有人认为,颈动脉窦壁较小的剪应力构成了增加斑块发展风险的物理条件。数学模型提示分叉处的角度越大,窦壁上的剪应力越小,形成粥样斑块的风险就越高[12]。老年人的分叉角度较年轻人的大,这也许是老年人更易发生粥样斑块的因素之一。其他通过计算流体动力学的研究(结合磁共振检查数据[13])提示,一些颈动脉分叉的简单几何特征,如面积比和弯曲度,是预测颈动脉分叉粥样斑块沉积位置与速度的良好指标。流体数据研究同样说明,当颈内动脉起始部直径逐渐减小并且无球形扩张时[14],可大大减小血流湍流及动脉壁剪应力梯度。在行Ⅰ型外翻式颈动脉内膜切除术(CEA)时,为矫正过长的动脉而切除部分颈内动脉段后,可意外获得这一形状。

Allan Burns 撰写了关于颈内动脉起始部球形扩张(颈动脉窦)的第一部文献[15]。他于1811 年注意到这种扩张不同于其他动脉膜的器质性疾病。Boyd[16]于 1937 年得出正确结论:全身循环压力变化在该扩张部位得到放大,因此,动脉壁上的传入神经末梢更易感受循环压力的变化。

生理学教科书将颈动脉分叉列为一个压力感受器所在的位置,可能是对主动脉弓及其分支上的压力感受器的补充。在一些哺乳动物中,已确定某些部位存在此类额外的压力感受器,但 Edwards[17]认为,在人类中,除颈动脉窦以外,其他部位动脉压力感受器是否存在,目前

---

* 颈内动脉和颈外动脉与颈总动脉的横截面积比:$\beta = (A_{ICA} + A_{ECA})/A_{CCA}$。

仅是推测而并未证实。

　　如果颈动脉窦是人类唯一存在的压力感受器部位，那么在颈动脉内膜切除术中保护其功能意义重大，特别是对已被斑块内固定的颈动脉壁行动脉内膜切除术，术后需考虑颈动脉壁恢复扩张性以后其上的牵张压力感受器能否触发 *。

球后段颈内动脉

　　女性的颈内动脉管径小于男性，尤其因身体、颈部大小、年龄和血压的不同，颈内动脉管径也大小各异。在颈动脉窦末端，颈内动脉与舌下神经相交，并因二腹肌而上升。大约在二腹肌水平，舌咽神经与颈内动脉相交后走行于颈外动脉下方。在舌咽神经与颈内动脉的相交点上，舌咽神经可能不是单一主干，而是分成两条不同的神经束。

　　颈内动脉走行于 C1 横突前方，当头部转向另一侧时因横突作用而向前移位。这种机制表明了在机动车事故中颈内动脉夹层以及之后假动脉瘤形成的原因，即当头部快速旋转时，C1 横突隆起转向前方并冲向颈内动脉后壁。

　　颈内动脉进一步向上走行于茎突内侧，在下方穿入这里的肌群并走行于其中，再进入颞骨的颈动脉管，此水平仅由一层薄的骨壁将其与中耳分隔。颈内动脉穿过颈动脉管后经破裂孔穿过硬脊膜，最后横过海绵窦而进入颅内。最终转行内上至床状突，在该部位穿透硬脊膜，这一小段被称为床突上段颈内动脉，最后分为大脑前动脉和大脑中动脉。床突上段颈内动脉的重要分支有眼动脉、后交通动脉和脉络膜前动脉。

　　眼动脉供应眼及眼眶结构的血供（图 1.13）。在评估缺血性眼部症状时需考虑两条眼动脉的分支：中心视网膜动脉和睫状动脉。中心视网膜动脉管径较细（直径 0.3mm），在视神经内

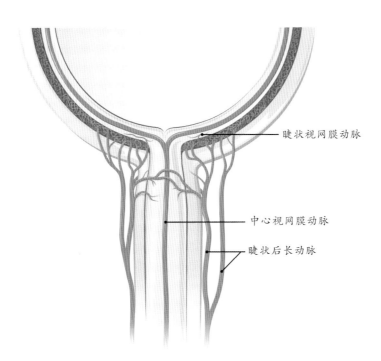

睫状视网膜动脉

中心视网膜动脉

睫状后长动脉

图 1.13　眼动脉及其眼球分支。

---

* 我在正常颈动脉内膜切除术中注重保护颈动脉窦。观察到的普遍反应是术后心动过缓与低血压，且可用 0.4mg 阿托品或利多卡因局部注射而逆转。因压力感受器需一段时间才能重启其功能，故轻度心动过缓和低血压几小时后方可恢复。

走行并暴露于视乳头,之后分为四个象限的分支供应视网膜,可通过检眼镜观察到。睫状后动脉的管径为 0.5mm,通常有两三支[18]。它们与视神经伴行并在进入眼球前数次分叉,分出睫状后长、短动脉以供应脉络膜、色素区及视神经的特殊扇形头端 *。

睫状后动脉闭塞将导致其所供应的视神经头端缺血性损伤,从而引起扇形偏盲或全盲。在这些患者,检眼镜检查可提示中心视网膜动脉及其分支是否搏动正常。睫状动脉可通过颈动脉血管造影中放大的眶外侧观来评估。

颈动脉分叉处的颅神经和交感神经

走行于颈动脉分叉周围的颅神经共 4 条(图 1.14)。迷走神经(Ⅹ)紧贴颈总动脉和颈内动脉侧壁。在 96% 的病例中,迷走神经位于颈动脉分叉后方或侧后方。

迷走神经沿颈总动脉下降至颈动脉分叉下方后,向内侧绕至颈总动脉前壁。在行动脉内膜切除术中,向近心端暴露扩张颈总动脉以寻找放置手术钳的软点时,此处的迷走神经可能会受损。

在 C2 水平,迷走神经分出喉上神经,喉上神经走行于颈动脉窦后方并分为内支和外支。外支与甲状腺上动脉交叉,最终支配环甲肌和部分咽丛。

喉上神经　喉上神经外支到甲状腺上动脉起始部的局部解剖关系与血管外科医生密切相关。有 2/3 的人喉上神经外支在靠近甲状腺上动脉起始部的位置与其相交[20,21],可在分离颈动脉分叉而游离甲状腺上动脉时看到。损伤喉上神经外支将导致声音低哑、过度发声后

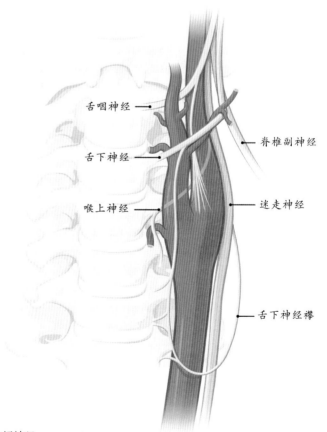

图 1.14　颈动脉区域的颅神经。

---

* 有 15% 的患者睫状后动脉分出一小的睫状体视网膜分支以供应视神经与黄斑之间的小范围视网膜。因此,这些患者中心视网膜动脉闭塞后仍能保留一点中心视觉。

发声障碍和音域变窄。

舌下神经(Ⅻ)　舌下神经通常被一条汇入颈内静脉的粗大静脉所覆盖,该静脉位于面静脉上方。高位颈动脉分叉者,面静脉会覆盖Ⅻ神经。外科医生在结扎和分离这些静脉时必须注意保护舌下神经。在Ⅻ神经后上方,相邻伴行着一静脉丛,故在控制此处的静脉出血时可能会损伤Ⅻ神经。

Ⅻ神经常被枕动脉或胸锁乳突分支拉向下方。这种情况下,当剥离颈内动脉,分离枕动脉时,可离断枕动脉以获得舌下神经在向前向上更大范围的移位,从而暴露足够长度的颈内动脉。Ⅻ神经的分支——舌下神经襻与 C1、C2 和 C3 相连,支配肩胛舌骨肌和胸骨舌骨肌,可被安全分离。

脊椎副神经(Ⅺ)　脊椎副神经位于胸锁乳突肌上缘和颈内静脉后壁之间,距离乳头状突起 2.5 指宽。若沿着颈内静脉后缘分离暴露颈动脉分叉,可能会损伤该神经。在到达 C1 水平之前,Ⅺ神经与颈内静脉并无紧密联系,当Ⅺ神经走行于颈内静脉顶端并与颈内静脉共同穿过 C1 横突(易扪及)时,Ⅺ神经才凸显其重要性。

舌咽神经(Ⅸ)　舌咽神经在颈内动脉与颈外动脉之间走行于舌下神经上方。舌咽神经创伤将引起吞咽困难,需行经皮胃造瘘术。舌咽神经的颈内动脉分支接受来自颈动脉窦(压力感受器)和颈动脉体(化学感受器)的传出神经纤维。这些神经纤维加入舌咽神经后随其走行入脑。

非折返似交感神经　在分离颈动脉分叉时可见一上行靠近迷走神经、并斜向绕过颈动脉分叉后直接向甲状软骨延伸的神经。在右侧颈部手术中发现此神经,应注意其可能为非折返喉下神经。排除患者存在右食管后锁骨下动脉后,这种"似非折返"神经最可能是上或中颈神经节与喉下神经的吻合神经[22]。辨别其是否为非折返喉上神经的方法是向上分离该神经至超出迷走神经水平。若该神经在迷走神经内侧穿入颈部深组织(向颈上神经节)而不是从迷走神经干分出上升,则该神经是上文提到的吻合分支,可以安全分离。

颈交感神经　颈交感神经链作为一旁正中结构走行于 C2 至 T1 横突内侧 3~4mm 处,位于颈长肌表面(图 1.15)。当其下降至颈部以下时,两条几乎平行的神经链稍折向正中线直

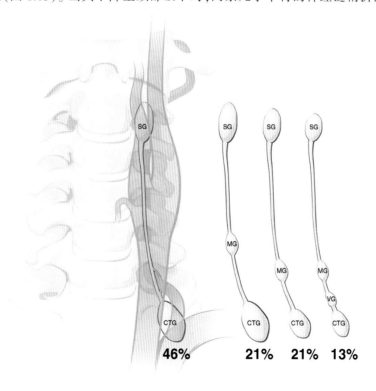

46%　　**21%**　**21%**　**13%**

图 1.15　颈交感神经节。SG:上神经节;MG:中间神经节;VG:脊神经节;CTG:颈胸或星状神经节。

行。在颈上神经节,它们相距 56mm,至颈下神经节时相距 45mm。

虽然颈交感神经链一般被描述为由上、中、下三个神经节组成,但这种排列只占患者的 21%[23]。最常见的排列为两个神经节:一个上神经节和一个下方的星状(或颈胸)神经节。只有 13% 的患者拥有 4 个神经节:上神经节、中间神经节、脊神经节和星状神经节。甲状腺下动脉横向越过交感神经链,且交感神经链围绕主动脉形成窗孔结构,动脉即穿过这一结构组成的交感环。

椎动脉

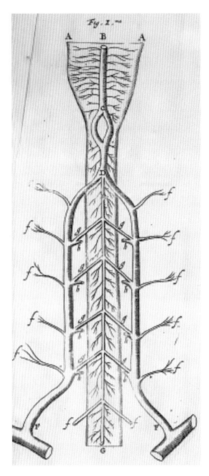

版画 1.3　Willis(1621—1675)制作的后循环图。该图节选自他于 1664 年发表的《大脑解剖》。图中准确描述了脊髓椎动脉的血供,包括构成脊髓前动脉和椎间连接动脉的椎动脉节段。

椎动脉的 4 个分段

椎动脉(图 1.16)一般分为 4 个节段,即 V1:椎间孔外段,椎动脉起始部至 C6 横突椎动脉入口之间,该段部分被伴行的单一椎静脉和颈中神经节覆盖;V2:椎间孔内段,该段穿过 C6 至 C2 横突;V3:可活动段,从 C2 顶部至枕骨大孔硬脊膜穿透点之间;V4:颅内段,该段止于基底动脉。椎动脉在此处具有特殊的解剖布局,因为此处两条同源动脉会聚为一条基底动脉。在椎间孔内段,椎动脉附着于构成可活动的骨骼肌管的骨膜壁上(详见第 2 章)。

与颈内动脉相同,椎动脉并不是一个无分支的血管。在每一脊椎节段,椎动脉都分出参

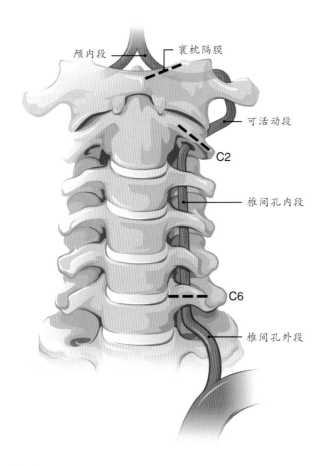

图 1.16　椎动脉的 4 个节段。

与脊髓血供的脊髓脊神经根分支(图 1.17)，以及骨骼肌分支和脊膜分支。

椎动脉在每一脊椎平面上发出脊髓脊神经根分支，与对侧的分支吻合成弓状动脉，形如梯子的每一级阶梯。椎动脉可发生节段性闭塞，并能通过一个或几个弓状连接向远端再通(图 1.18)。这种情况与颈内动脉不同，颈内动脉因缺少能越过闭塞处向远端输送血流的分支，一旦发生闭塞将累及全程。

椎动脉的开窗和重复

虽然"开窗"和"重复"这两个术语经常互换使用，但它们描述的是两种不同的情况(图 1.19)。"重复"是指两条动脉中的一条走行于椎管以外。而"开窗"是指由两条分血管组成的一条双通道血管，这两条分血管互相平行，彼此靠近，并通过同一横突孔[24]。

椎动脉重复较常见，而椎动脉开窗较罕见(图 1.20)。有一种椎动脉重复的特例是椎动脉具有两个起始部，通常来自两个锁骨下动脉位点。两条椎动脉节段在进入 C6 之前汇入一条椎动脉干。这种椎动脉重复在需要安置脊柱内螺丝和钢板的手术中具有临床意义，可能因其不正常的走行路径，而在安置有螺丝或钻探的部位受损。

V1 段：椎间孔外段

椎动脉发自锁骨下动脉后上壁。其起始部有时更靠近锁骨下动脉近端，位于纵隔内锁骨下动脉起始 2cm 范围内。这种类型的椎动脉会增加左锁骨下动脉移位至左颈总动脉的手术

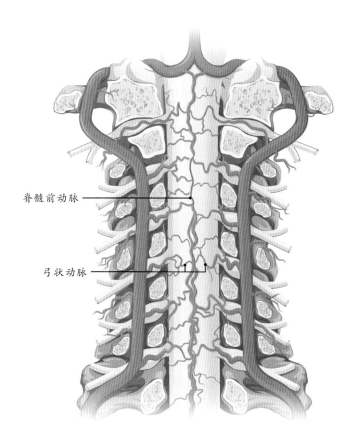

脊髓前动脉 ———

弓状动脉 ———

图 1.17 前面观。椎动脉的脊髓脊神经根分支:双侧椎动脉之间的弓状阶梯。

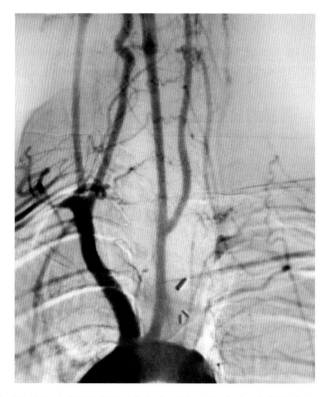

图 1.18 该患者在儿时行锁骨下动脉缩窄搏动修复术,数年后导致严重的椎动脉盗血症状。之后患者又施行了椎动脉至颈总动脉移位术。术后血管造影依然可见连接双侧椎动脉的脊髓脊神经根分支扩张,从而引起明显的由右向左椎动脉盗血。

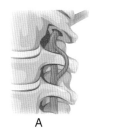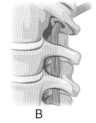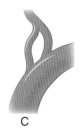

图 1.19　(A)重复,(B)开窗,(C)双起始部。

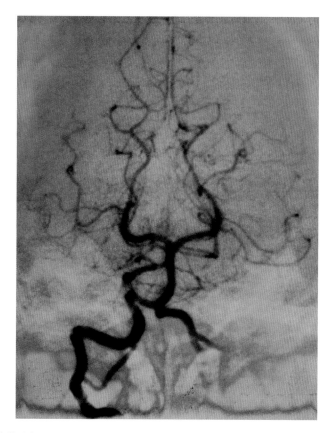

图 1.20　远端右椎动脉重复。

难度,因为锁骨下动脉和椎动脉需分别移位至颈总动脉。

　　有 7%患者的左椎动脉直接发自左颈总动脉和左锁骨下动脉之间的主动脉弓。该类患者的椎动脉将在高于 C6 水平进入脊椎。

　　椎静脉稍粗于椎动脉,在椎间孔外段(V1 节段)覆盖椎动脉的大部分。因为椎静脉始终保持笔直,而随着年龄的增长、血压的增高和主动脉弓的上抬,椎动脉将扭转迂曲而与椎静脉分离。这种情况下,不能在椎静脉后方找到椎动脉。中间神经节位于椎动脉顶端,分支向内侧和外侧延伸(图 1.21)。当暴露近端椎动脉时,若未保护该神经的完整性将导致不完全性霍纳综合征(上睑下垂、瞳孔缩小,但未见无汗症),可为暂时性或永久性。

　　在进入 C6 脊椎前,椎动脉穿过颈长肌和前斜角肌肌腱套下方(图 1.22)。当这些肌腱套收缩时(对侧颈部旋转、手臂外展),可压迫椎动脉并阻断血流(图 1.23)。左椎动脉起始于主动脉弓的患者,其椎动脉于较高水平(C5、C4)进入脊椎,此时,颈长肌更易压迫椎动脉(图 1.24)。

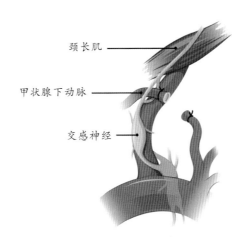

图 1.21　中间或脊神经节与椎动脉的关系。

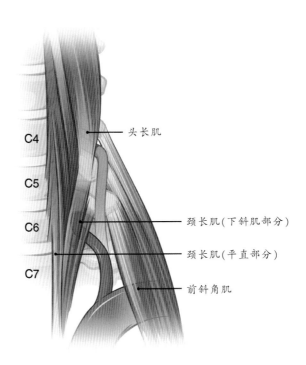

图 1.22　椎动脉进入脊椎前,在颈长肌和前斜角肌形成的倒"V"形结构下方穿过。椎动脉在较高水平进入脊椎时形成一尖锐折角。

V2 段:椎管内段(椎间孔横段及椎动脉进入脊柱水平段)

通常有 95% 的椎动脉在 C6 水平进入脊椎[25]。在 C5(占 7%)或 C4(占 0.5%)水平进入脊椎时,椎动脉将形成一尖锐折角(图 1.22),椎动脉可在此处受叠压的颈长肌或头长肌压迫。

超声检查工作者可能会将椎动脉在 C4 或 C5 水平进入脊椎误诊为椎动脉近端闭塞,因为当其在 C6 和 C5 横突之间寻找椎动脉正常位置时,无椎动脉信号。在 5% 的病例,椎动脉也可在更低水平(C7)进入脊椎,其从锁骨下动脉后内侧壁发出和上升,并沿着几乎水平的路径进入脊椎。此外,在移位手术中一旦解剖分离,这种主动脉大部分常因过短而不易移位至颈总动脉。

椎动脉开窗的双通道血管走行于脊椎横突孔内;重复椎动脉的第二条动脉血管走行于

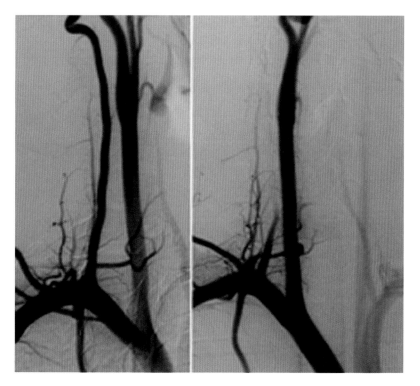

图 1.23　手臂外展时,颈长肌和前斜角肌肌腱压迫主椎动脉。左图:手臂静息位;右图:手臂外展位。

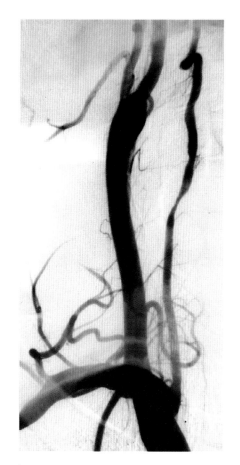

图 1.24　椎动脉在 C4 水平进入脊椎时被颈长肌压迫。

横突孔外。对于椎间孔外椎动脉节段,无论是因重复椎动脉还是因椎动脉在非正常高水平进入脊椎而导致的,脊柱外科医生行颈前路手术时都应给予特别关注,因为 C7 以上椎动脉段并不全都受横突保护。重复椎动脉导致的椎间孔外椎动脉节段十分罕见,但有必要牢记:只要椎动脉在高于 C6 水平进入脊椎(5%的发生率),必会有一较短的椎间孔外椎动脉段越过 C5,甚至 C4。

V2 全段走行于各横突之间,该段伴行有椎静脉丛并紧贴后方的神经根(图 1.25)。椎动脉与其静脉丛的紧密关系可以解释为何椎动脉穿透伤后频繁发生动静脉瘘。椎动脉穿过每一椎平面的钩突关节,颈部旋转时,钩突关节骨赘可压迫和阻断椎动脉(图 1.26)。

椎动脉从 C6 至 C1 颈椎横突孔中穿过。横突孔可因椎动脉动脉瘤病变而变大,这种骨重建情况可用于预测椎动脉动脉瘤 *。结缔组织疾病患者患有椎动脉动脉瘤样病变时,横突孔为适应椎动脉的大小而变大。C7 横突孔内通常无椎动脉和椎静脉,故较其他横突孔小。

有时,当椎动脉血管造影或计算机断层扫描血管成像(CTA)失败时,需鉴别椎动脉发育不良或缺如,或者是正常大小的椎动脉因为夹层而最终闭塞。横突孔的大小可成为鉴别这一问题的条件。若不成像的椎动脉与对侧椎动脉管径相同,在 CTA 中其相应的横突孔大小亦相近。若在一侧发现较小横突孔,则提示该侧椎动脉发育不良或缺如。横突孔内有椎动脉时,其面积可变大,甚至成倍扩增,椎动脉发育不良或缺如的横突孔面积则不然。

如果椎动脉在异常高水平进入脊椎,如左椎动脉起始于主动脉弓,其靠近椎动脉入椎水平的横突孔将比相应对侧正常的横突孔小[27]。

因横突孔大小与其内穿过的椎动脉相符,故横突孔径随着椎动脉自 C6 向 C3 递减。需要注意的是,即使椎动脉未进入横突孔而走行于椎外,横突依然具有横突孔。上文提及的病例就属这种情况,这类患者的椎动脉于异常高水平进入颈椎,但其 C6 横突依然具有横突孔。椎动脉在入颅前越过 C1 横突孔的罕见病例同属该类情况[28]。

脊椎骨赘通常生长于脊椎钩突关节的钩状部分[29]。椎体钩距椎动脉仅 1mm,因此椎体钩骨赘易压迫椎动脉(图 1.27),而且该压迫作用可因颈椎旋转活动而加强。脊椎关节突关节骨

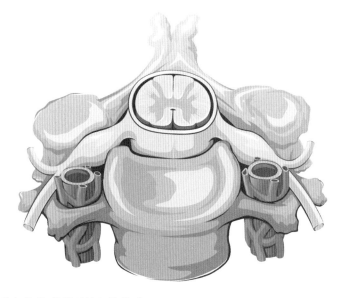

图 1.25　颈段椎动脉与椎骨、静脉及神经的关系。

---

* 世界上首例椎动脉颅外动脉瘤病例[26]是一位 14 世纪英格兰格洛斯特成年男性,他的脊椎表现为严重的横突孔增大。

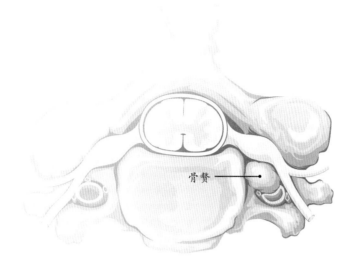

图 1.26　钩突关节骨赘压迫椎动脉。

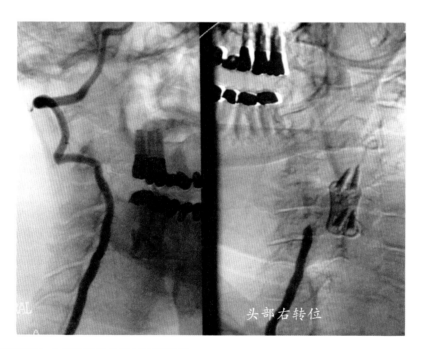

图 1.27　颈部旋转时,主椎动脉因骨赘压迫而阻断。

赘较少见。

　　椎动脉神经曾被描述为在颈部伴行于椎动脉的特殊神经结构。其功能曾不明确,并有诸多争论,Tubbs 的研究成果[30]最终解决了这一难题。他认为,所谓的椎动脉神经只是单纯一条连接星状节至 C6 神经根的深长灰质分支。

"可活动"的 V3 段

　　此处的椎动脉为适应寰、枢椎横突的大幅度旋转而增长(详见 48 页第 3 章"椎动脉的动态压迫")。C1–C2 关节是脊椎中最灵活的关节,全颈部旋转幅度(180°)的一半发生于 C1 与 C2 之间(图 1.28)。C1 和 C2 横突间有一加长的椎动脉环,以适应这种大范围的旋转弧度。

　　C1 和 C2 间的横突间隙大于其他脊椎水平,这便于外科医生在此处分离远端椎动脉。椎

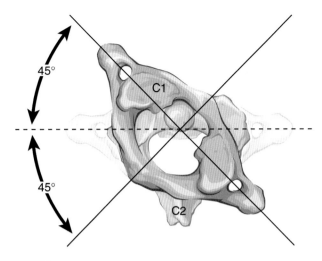

图 1.28   C1-C2 关节旋转弧度。

动脉出 C1 横突顶端后,入枕骨大孔前,走行于 C1 椎弓板的凹槽内,即所谓的椎动脉寰椎部(图 1.29),该凹槽被环枕膜附件所覆盖。当后者底边骨化时,将形成一弓形孔或小桥代替凹槽位于椎动脉下方(图 1.30)。上述椎动脉走行于 C1 椎弓板的部分可在椎弓板下方的锐利上缘与枕骨之间受压。若出现小桥,它会在颈部旋转时压迫椎动脉。椎动脉 V3 节段还具有其他异常的走行轨迹(图 1.31)*。

V3 段的特殊生物力学是远端椎动脉病理学的核心。在弓箭手综合征、自然夹层、婴儿猝死综合征和捏脊手法治疗后的椎-基底动脉梗死中,连接于高度活动椎骨之间的薄壁椎动脉可因牵拉而受损。

正常人群的椎动脉于颈部转向对侧时在 C1-C2 水平受压[31]。若椎动脉于颈部旋转时在此水平受牵拉,加长的远端延伸血管产生的向后冲击力将导致血管破裂。内层(内膜-中膜)首先破裂,它的撕裂可成为夹层的起因。夹层的进一步延伸将引起管壁破裂,从而导致主动脉瘤或动静脉瘘。婴儿的 C1 外侧部较小且寰枢关节不稳定,再加上大孔径的枕骨大孔,当婴儿俯姿睡眠(颈部过伸)并转动其头部以保持呼吸通畅时,双侧椎动脉可受压并形成血栓[32]。

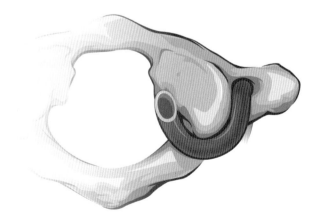

图 1.29   位于 C1 椎弓板凹槽内的椎动脉寰椎部。

---

* 该段罕见的异常包括椎动脉的椎骨内段,避开 C1(重复椎动脉分支)和发自 C2 水平的小脑后下动脉。

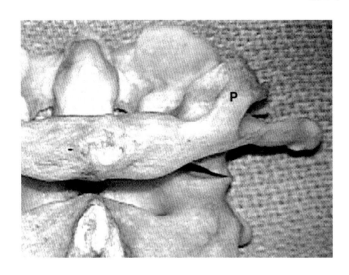

图 1.30　小桥(P)。

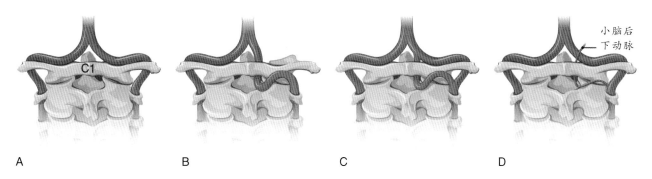

A　　　　　　　B　　　　　　　C　　　　　　　D

图 1.31　V3 变异:(A)正常,(B)椎动脉避开 C1 横突走行于椎弓板下方,(C)重复椎动脉,(D)椎动脉自 C2 上方发出小脑后下动脉并走行于 C1 椎弓板下方。

颅内的 V4 段

V4 节段因椎动脉发育不良可部分缺如(5%),其末端终结于小脑后下动脉(PICA)*,而并未与对侧椎动脉共同构成基底动脉。V4 节段椎动脉壁薄且无弹性外膜。采用取栓术或血管成形气囊对其管壁进行探测时会有血管破裂和蛛网膜下腔出血的风险。

优势椎动脉

85%的双侧椎动脉通常大小不等。当双侧椎动脉共同构成基底动脉时,63%显示一侧占主导(左侧主导约占 2/3),而 35%显示双侧均等[33]。区分优势椎动脉对于评估继发于低流量椎-基底动脉供血不足的患者十分必要,因为这将决定下一步治疗需要重建哪一侧。在正面观中,可见优势椎动脉与基底动脉弯开放方向存在一定关系(图 1.32):基底动脉弯向优势椎动脉开放。该形态结构在新生儿中就已存在,可能是双侧椎动脉血流不同的惯性力作用于双侧椎动脉交汇点的结果。此交汇点位于双侧椎动脉构成基底动脉的位置,作用力更强的一侧

---

* 小脑后下动脉起始点可低至 C2 水平(图 1.31D),并在 C1-C2 水平进入椎管。该变异在经枕下入路进入椎动脉时需特别注意。

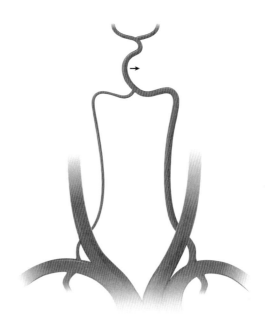

图 1.32 基底动脉弯向优势椎动脉开放。

血流推动与基底动脉连接处的血管向对侧偏移 *。

　　椎-基底动脉特殊连接处的血流模式解释了为何大脑后动脉范围内的栓子常来自同侧椎动脉。流入基底动脉的血流有两种类型：(a)"平流"，占受试者的 80%，来自双侧椎动脉的血流层层并列流过基底动脉，其间血液不发生混合且无一侧优先流入同侧大脑后动脉；(b)"涡流"，占受试者的 20%，血流从进入到流出基底动脉[34]旋转角度超过 90°。

　　因紧密、可动的骨骼肌管包裹着椎动脉，当颈部活动引起该骨骼肌管改变几何形状时，可致椎动脉血流速度大幅变化，甚至停流。Weintraub[31]利用磁共振成像(MRI)和流量定量发现，连续的头部旋转导致在 C0-C1 或 C1-C2 水平侧椎动脉受压和闭塞。在他的研究中，患者对侧椎动脉发育不良时，无法供应基底动脉血流，故当患者颈部旋转时最可能出现症状(单独一条主椎动脉受压迫)。动态血管造影成像有椎动脉闭塞证据并伴有明显症状，对于症状性体位性椎动脉压迫的诊断至关重要(详见 48 页第 3 章"椎动脉的动态压迫")。

　　椎动脉入颅后与颈内动脉一样可发生结构改变[35]。当椎动脉在枕骨大孔穿透硬脊膜时，其动脉壁与硬脊膜发生胶原纤维交换并固定于后者[36]。硬脊膜上的胶原纤维渗入椎动脉壁直达中膜(图 1.33)。这解释了为何几乎所有远端颈部主动脉夹层终止于硬脊膜交换平面(夹层的实际平面限制于放射状胶原固定锚，该锚的功能是像铆钉一样钉入中膜)，而不是向颅内段延伸。

　　穿行于颈椎的椎动脉在进入硬脊膜之前的 1cm 处有发育良好的外膜及夹于两层弹性膜之间的肌性中膜。椎动脉一旦穿透进入硬脊膜，其中膜将失去肌性组织，外层弹性膜消失且血管外膜缺乏弹性纤维[35]。椎动脉颅内段因过于脆弱而呈半透明状，这或许是椎动脉颅内段首次行血管成形术伴有血管破裂和蛛网膜下血肿高发生率的原因。

---

* 基底动脉偏移侧出现明显高比率的脑桥梗死现象。拉出供应脑桥的短穿通动脉可能会减少梗死发生率。

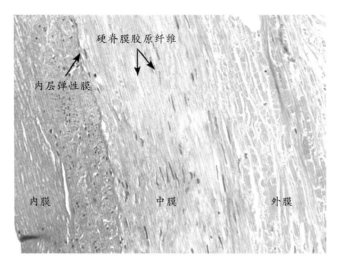

图 1.33　椎动脉一旦进入枕骨大孔,其管壁即被来自周围硬脊膜的胶原固定锚渗入。(Relabeled and printed with permission from Peltier J, Toussaint P, Deramond H, et al. The dural crossing of the vertebral artery. *Surg Radiol Anat*. 2003;25:305–310.)

Willis 环

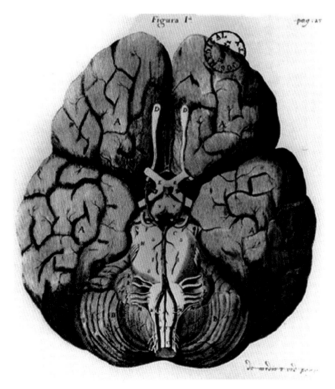

版画 1.4　建筑师 Christopher Wren 先生(1632—1723)是 Willis 的朋友,他在铜板上绘制了以 Willis 名字命名的动脉环。该版画包含了 Willis 以罗马数字标记的脑神经划分,此划分一直沿用至今。

　　一个完整的 Willis 环应能代偿双侧颈内动脉和基底动脉三支血流来源中任一支引起的血流不足。但拥有完整 Willis 环的人少于 50%,在一些病例中,连接前、后交通动脉的部分血管不足以运载必需的血流量。Krabbe-Hartkamp[37]利用三维磁共振血管成像(MRA)研究了 Willis 环的形态变异。他们通过对 Willis 环两个半环的考察,分析其组成(图 1.34)。Willis 环

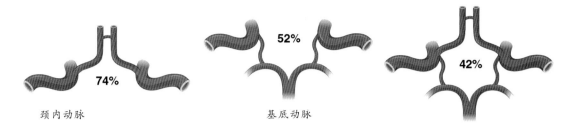

图 1.34　Willis 环两半环完整性的发生率。

前半环部分由颈内动脉分叉分出的大脑前动脉(ACA)A1 段、大脑中动脉(MCA)M1 段和前交通动脉组成。74%受试者拥有完整的前半环部分。Willis 后半环部分由后交通动脉和大脑后动脉(PCA)前交通部(P1)组成。52%的人拥有完整的后半环部分。该研究中,只有 42%的受试者拥有完整的 Willis 环。

永久性胎儿颈-椎动脉吻合

　　胚胎 30 天时,颈动脉系统发出 3 或 4 支胎儿动脉供应前基底动脉血供(图 1.35)。若这些动脉退化失败,其将继续存在于成人脑部连接颈动脉系统和基底动脉。这些永久性动脉常与其他颅内畸形或脑神经压迫症状有关[38]。

　　最常见的永久性胎儿颈-椎-基底连接(占 85%)是连接海绵状颈内动脉和基底动脉的三叉动脉(图 1.36)。当三叉动脉存在时,其相应的椎动脉和后交通动脉可发育不良或缺如。

　　第二种常见的永久性胎儿连接是舌下动脉(图 1.37),它自颈内动脉发出,并伴随舌下神

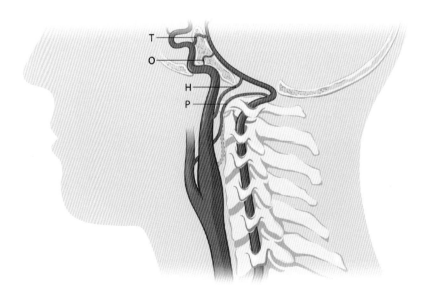

图 1.35　永久性胎儿颈-椎-基底动脉连接。T:三叉支;O:耳支;H:舌下支;P:前寰椎支。

---

* 在为两位有脑缺血症状的患者检查期间,我发现了 PAt。一位患者具有与 PAt 无关的颈动脉疾病症状;另一位患者的 PAt 因起始于颈内动脉窦,故不得不在动脉内膜剥脱术中使用 Heifitz 微型夹控制。由于他唯一供应基底动脉的 PAt 发生损伤(双侧椎动脉缺如)并伴有椎-基底动脉缺血发作,因此该患者接受了 PAt 补片血管修补(图 1.39)。

经穿过髁前孔进入颅骨。

前寰椎动脉(PAt)(图 1.38)十分罕见＊。至今已发表过 6 种血管造影方面的例证[39]。当前寰椎动脉存在时,其可自颈外或颈内动脉发出,并随着椎动脉穿过枕骨大孔进入颅骨。

一些学者认为耳动脉只是一种低位三叉动脉,耳动脉极其罕见,且它的存在与临床实践关系并不紧密。

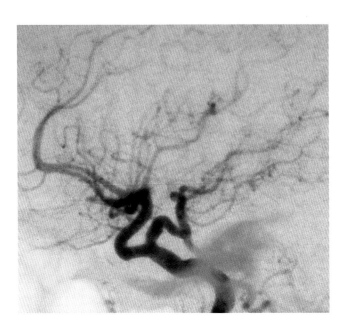

图 1.36　三叉动脉。

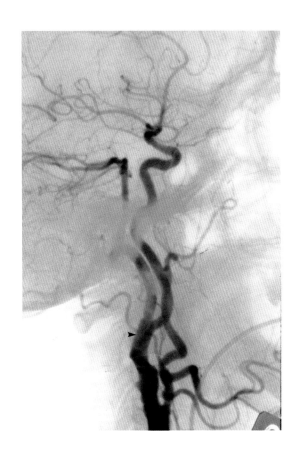

图 1.37　舌下动脉。

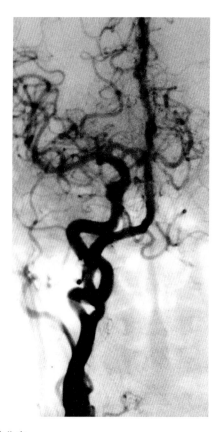

图 1.38　PAt 供应基底动脉及其分支。

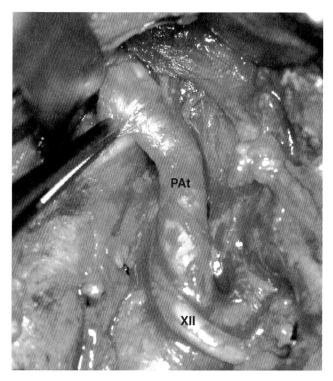

图 1.39　PAt 向 C1-C2 走行时绕过舌下神经(XII)。

(温兴铸　吴鉴今　王晓民　译　钱振宇　高鹏　曲乐丰　校)

参考文献

1. Layton KF, Kallmes DF, Cloft HJ, Lindell EP, Cox VS. Bovine aortic arch variant in humans: clarification of a common misnomer. *AJNR Am J Neuroradiol*. 2006;27:1541–1542.

2. Berguer R. *Surgery of the Arteries to the Head*. Berlin: Springer-Verlag; 1992.

3. Loukas M, Kinsella CR Jr, Louis RG Jr, Gandhi S, Curry B. Surgical anatomy of the accessory phrenic nerve. *Ann Thorac Surg*. 2006;82:1870–1875.

4. Tripp HF, Bolton JW. Phrenic nerve injury following cardiac surgery: a review. *J Card Surg*. 1998;13:218–223.

5. DeVita MA, Robinson LR, Rehder J, Hattler B, Cohen C. Incidence and natural history of phrenic neuropathy occurring during open heart surgery. *Chest*. 1993;103:850–856.

6. Sharma MS, Loukas M, Spinner RJ. Accessory phrenic nerve: a rarely discussed common variation with clinical implications. *Clin Anat*. 2011;24:671–673.

7. Beigelman R, Izaguirre AM, Robles M, Grana DR, Ambrosio G, Milei J. Are kinking and coiling of carotid artery congenital or acquired? *Angiology*. 2010;61:107–112.

8. Meyerson SB, Hall JL, Hunt WE. Intramural neural elements in components of the carotid bifurcation. A histological basis for differential function. *J Neurosurg*. 1971;34:209–221.

9. Lee JH, Oh CW, Lee SH, Han DH. Aplasia of the internal carotid artery. *Acta Neurochir (Wien)*. 2003;145:117–125; discussion 125.

10. Schulz UG, Rothwell PM. Major variation in carotid bifurcation anatomy: a possible risk factor for plaque development? *Stroke*. 2001;32:2522–2529.

11. Sehirli US, Yalin A, Tulay CM, Cakmak YO, Gurdal E. The diameters of common carotid artery and its branches in newborns. *Surg Radiol Anat*. 2005;27:292–296.

12. Nguyen KT, Clark CD, Chancellor TJ, Papavassiliou DV. Carotid geometry effects on blood flow and on risk for vascular disease. *J Biomech*. 2008;41:11–19.

13. Lee S-W, Antiga L, Spence JD, Steinman DA. Geometry of the carotid bifurcation predicts its exposure to disturbed flow. *Stroke*. 2008;39:2341–2347.

14. Wells DR, Archie JP Jr, Kleinstreuer C. Effect of carotid artery geometry on the magnitude and distribution of wall shear stress gradients. *J Vasc Surg*. 1996;23:667–678.

15. Adams WE. *The Comparative Morphology of the Carotid Body and Carotid Sinus*. Springfield, IL: Thomas; 1958.

16. Boyd J. Observations on the human carotid sinus and its nerve supply. *Anat Auz*. 1937;8:386.

17. Edwards EA. Advances in gross anatomy in the 20th century. *JAMA*. 1977;237:1954–1959.

18. Hayreh SS. Posterior ciliary artery circulation in health and disease: the Weisenfeld lecture. *Invest Ophthalmol Vis Sci*. 2004;45:749–757, 748.

19. Berguer R. Idiopathic ischemic syndromes of the retina and optic nerve and their carotid origin. *J Vasc Surg*. 1985;2:649–653.

20. Kierner AC, Aigner M, Burian M. The external branch of the superior laryngeal nerve: its topographical anatomy as related to surgery of the neck. *Arch Otolaryngol Head Neck Surg*. 1998;124:301–303.

21. Cernea CR, Ferraz AR, Nishio S, Dutra A Jr, Hojaij FC, dos Santos LR. Surgical anatomy of the external branch of the superior laryngeal nerve. *Head Neck*. 1992;14:380–383.

22. Raffaelli M, Iacobone M, Henry JF. The "false" nonrecurrent inferior laryngeal nerve. *Surgery*. 2000;128:1082–1087.

23. Kiray A, Arman C, Naderi S, Guvencer M, Korman E. Surgical anatomy of the cervical sympathetic trunk. *Clin Anat*. 2005;18:179–185.

24. Sim E, Vaccaro AR, Berzlanovich A, Thaler H, Ullrich CG. Fenestration of the extracranial vertebral artery: review of the literature. *Spine*. 2001;26:E139–E142.

25. Hong JT, Park DK, Lee MJ, Kim SW, An HS. Anatomical variations of the vertebral artery segment in the lower cervical spine: analysis by three-dimensional computed tomography angiography. *Spine*. 2008;33:2422–2426.

26. Vaswani M, Waldron HA. The earliest case of extracranial aneurysm of the vertebral artery. *Br J Neurosurg*. 1997;11:164–165.

27. Bruneau M, Cornelius JF, Marneffe V, Triffaux M, George B. Anatomical variations of the v2 segment of the vertebral artery. *Neurosurgery*. 2006;59:ONS20-24; discussion ONS20-24.

28. Tokuda K, Miyasaka K, Abe H, Abe S, Takei H, Sugimoto S, Tsuru M. Anomalous atlantoaxial portions of vertebral and posterior inferior cerebellar arteries. *Neuroradiology*. 1985;27:410–413.

29. Cagnie B, Barbaix E, Vinck E, D'Herde K, Cambier D. Extrinsic risk factors for compromised blood flow in the vertebral artery: anatomical observations of the transverse foramina from C3 to C7. *Surg Radiol Anat*. 2005;27:312–316.

30. Tubbs RS, Loukas M, Remy AC, Shoja MM, Salter EG, Oakes WJ. The vertebral nerve revisited. *Clin Anat*. 2007;20:644–647.

31. Weintraub MI, Khoury A. Critical neck position as an independent risk factor for posterior circulation

stroke. A magnetic resonance angiographic analysis. *J Neuroimaging* 1995;5:16–22.

32. Pamphlett R, Raisanen J, Kum-Jew S. Vertebral artery compression resulting from head movement: a possible cause of the sudden infant death syndrome. *Pediatrics*. 1999;103:460–468.

33. Hong JM, Chung CS, Bang OY, Yong SW, Joo IS, Huh K. Vertebral artery dominance contributes to basilar artery curvature and peri-vertebrobasilar junctional infarcts. *J Neurol Neurosurg Psychiatry*. 2009;80:1087–1092.

34. Smith AS, Bellon JR. Parallel and spiral flow patterns of vertebral artery contributions to the basilar artery. *Am J Neuroradiol*. 1995;16:1587–1591.

35. Wilkinson IM. The vertebral artery. Extracranial and intracranial structure. *Arch Neurol*. 1972;27:392–396.

36. Peltier J, Toussaint P, Deramond H, et al. The dural crossing of the vertebral artery. *Surg Radiol Anat SRA*. 2003;25:305–310.

37. Krabbe-Hartkamp MJ, van der Grond J, de Leeuw FE, et al. Circle of Willis: morphologic variation on three-dimensional time-of-flight MR angiograms. *Radiology*. 1998;207:103–111.

38. Yilmaz E, Ilgit E, Taner D. Primitive persistent carotid-basilar and carotid-vertebral anastomoses: a report of seven cases and a review of the literature. *Clin Anat*. 1995;8:36–43.

39. Anderson RA, Sondheimer FK. Rare carotid-vertebrobasilar anastomoses with notes on the differentiation between proatlantal and hypoglossal arteries. *Neuroradiology*. 1976;11:113–118.

第 **2** 章

颈动脉与椎动脉系统的区别

对于血管外科医生来说，颈动脉与椎动脉系统的区别比它们之间的相似之处要重要得多。这两个动脉系统同时供应着大脑血供，在颈部，这两个动脉系统走行路径几乎平行，一旦进入颅内，它们便失去了大部分弹性成分，管壁变得脆弱。它们的共同点仅限于此。

颈动脉膨大处的粥样硬化斑块是 ICA 的典型病变，之所以位于膨大处是由颈动脉分叉特殊的几何学特点所决定的。VA 病变的特异性在于，头部转动会导致动脉受压或闭塞，这是由于颈部的椎动脉走行于一个活动的肌肉骨骼管道内。

分流与汇合

颈动脉与椎动脉系统的布局是相反的。CCA 和 ICA 形成分叉。相反，VA 与另一侧的 VA 汇合，形成单一的 BA*。由于双侧的 VA 都能供应 BA，当我们判断小脑或脑干的栓塞来源于哪一支 VA 时会遇到困难，因为任何一侧的 VA 都能够成为 BA 或 BA 的任何一个分支中栓子的来源。例外的情况是一侧 VA 发育不全的个体(VA 第 4 节段部分缺失)，这时栓子来源于对侧的正常 VA。

ICA 和 VA 闭塞的方式不同。ICA 通常从起始部至虹吸部全程闭塞，因为这两部分之间没有重要的分支。VA 在包括颈部的部分或大部分在内的节段性闭塞后，往往在 C2–C1 水平，因枕部或颈部升动脉提供侧支血供应而恢复。这样我们可以在闭塞的远端完成重建，而在 ICA 却无法通过该法实现重建。

不同的病理学

我们对颈动脉与椎动脉系统的认识是不同的。这两个系统在卒中发生中的作用被分别证实，颈动脉系统是在 1951 年被 Fisher[1,2]证实，椎动脉系统是在 1956 年被 Hutchinson 和 Yates[3]证实。两项研究均发现，变性的斑块能够诱发栓塞，如斑块表面溃疡、斑块内出血或合并存在血栓。在手术室和尸检时，我们经常有机会直接观察到颈动脉病变，能够将临床症状的发生率与颈动脉斑块的特性联系起来，如出血、附壁血栓以及溃疡等。然而，在 VA 中，因手术方式多为间置术或旁路术，不论是外科医生还是病理学家，都没有机会研究引起症状的血管标本。

颈动脉和椎动脉系统中脑梗死的发生机制是低血流或栓塞。在 ICA 范围内，至少 75% 的卒中或短暂性脑缺血发作(TIA)继发于斑块栓塞。VA 范围内，70% 的缺血症状由低血流造

---

* 有一些其他动脉汇集形成大脑脊髓动脉的血流供应。脊髓前动脉，椎动脉穿过硬膜后的第一个分支，与对侧血流汇集从而形成了单支的脊髓前动脉。前后交通动脉则汇集了颈内动脉和基底动脉的血流。

成,仅 30% 继发于斑块栓塞。这种区别的原因是,在头颈部运动诱发椎–基底动脉缺血(VBI)的患者中,因外在压迫导致低血流的发生率很高。这种导致椎–基底动脉低血流的骨性压迫病理学,在颈动脉系统是不存在的。

在椎–基底动脉病理学的总体理解上,长期以来存在一个缺陷:我们常常将临床的症状仅归咎于低血流,而不将微血栓作为椎–基底动脉供应范围内 TIA 或卒中的常见原因。在椎–基底动脉供应区,常提到一个缺乏病理学依据的临床概念:"分水岭梗死"。这个术语是指在颈动脉和基底动脉血供的交界区,更容易发生低灌注导致的脑梗死。"分水岭"一词因比喻形象而引人注目,但不能理解为"将水分开",而仅提示了前灌注和后灌注交汇的分界。现在我们知道,而且通过血管造影我们也能看到,这个分界位置并非固定,而是能够根据 ICA 和 BA 系统灌注压的相对大小,向前或向后移动。更能说明问题的是,Castaigne[4]、Amarenco[5]以及 Pessin[6]通过详细的尸检证明了椎–基底动脉范围内的梗死大部分是栓塞所致,由生长在已形成的颅内动脉斑块上的血栓所引起的梗死并不常见。神经病理学家们未能通过鉴定颅内动脉病变上附着有引起症状的栓子或血栓来发现沿着这一假想的"分水岭"边界的梗死。因此,低血流导致的前循环和后循环之间的"分水岭梗死"是不存在的,这个结论是合理的。

颈动脉供应范围内发生梗死所导致的后果和椎–基底动脉系统是不同的:后循环梗死的死亡率比前循环高 3 倍。

自从 1927 年 Egas Moniz 完成了第一例脑血管造影,颈动脉病变的成像成为可能。目前,超声、CTA 和 MRA 成为颈动脉分叉的标准成像方法。对于超出超声设备(US)检测范围的颈动脉病变,我们能够通过 CTA 实现三维的细节成像。在 VA 邻域,超声检查仅能提供有功能的 VA 是否存在以及流经 VA 的血流方向等信息。除非采用极度倾斜的投射角度,否则近端 VA 病变无法通过常规的四血管造影观察到。为了诊断 VA 的动态压迫,需头部摆出诱发症状的体位,随后行造影检查(见第 3 章中"椎动脉的动态压迫(弓箭手综合征)"章节)。CTA 能够很好地提供 VA 病变和邻近椎骨之间关系的相关信息。

30 多年来,CT 被用来显示颈动脉范围内的梗死。延髓和脑干的梗死多较小,且被密质骨包绕,因而 CT 无法很好显示。直到 20 世纪 80 年代 MR 出现后,我们才能够发现 VA 系统的微栓塞导致的后循环梗死。也是直到那时,梗死可由微栓塞所致的观点才逐渐被认可。

不同的临床过程

颈动脉供应的大脑半球缺血,可表现出单侧的、可精确定位的症状,而椎–基底动脉供应的后脑缺血则表现为弥漫性交替症状。

"不全"这一术语常常用来描述后颅窝起源的缺血症状。"不全"是指血流量不足,不能够满足所供应区域的需求。因为其仅指出了缺血的其中一个机制,所以提示临床医生要寻找限制血流量的病变,而非微栓子的可能来源。现在急需抛弃"不全"这一术语,因为在今天看来,这一术语较陈旧且不适宜,而应当用"缺血"这一名词来代替,正如约 25 年前我们描述颈动脉或冠状动脉症状时所用的。

最后,CA 和 VA 手术的入路不同。CA 走行于颈部皮肤及肌肉之下,外科处理容易达到。这不同于 VA 的外科处理,因下颈部的手术入路比颈动脉近颅底水平的高位暴露更困难,并且要在更高水平直至颅底暴露 VA 更是难上加难。

(邹思力 高鹏 黄通 译　钱振宇 吴鉴今 曲乐丰 校)

参考文献

1. Fisher M. Occlusion of the internal carotid artery. *Arch Neurol Psychiatry*. 1951;65:346–377.
2. Fisher M. Occlusion of the carotid artery. *Arch Neurol Psychiatry*. 1954;72:187–204.
3. Hutchinson EC, Yates PO. The cervical portion of the vertebral artery: a clinico-pathological study. *Brain*. 1956;79:319–331.
4. Castaigne P, Lhermitte F, Gautier JC, et al. Arterial occlusions in the vertebro-basilar system. A study of 44 patients with post-mortem data. *Brain*. 1973;96:133–154.
5. Amarenco P, Hauw JJ. Cerebellar infarction in the territory of the anterior and inferior cerebellar artery. A clinicopathological study of 20 cases. *Neurology*. 1990;40:1383–1390.
6. Pessin MS. Posterior cerebral-artery disease and occipital ischemia. In *Vertebrobasilar Aretrial Disease*. Eds. R. Berguer and L. Caplan. Quality Medical Publishing, St. Louis 1991. pp. 66–75.

第 3 章

病理学

病变

多普勒超声是目前怀疑罹患颈动脉疾病的患者进行首次评估的标准方式。超声对颈动脉疾病的分级基于波形速率和 B 型超声图像,后者可通过彩色血流强化显像。

在某些情况下,超声并不能对患者的疾病进行完整的评估。最常见的情形是:①位于颌以上以及锁骨以下, 超出超声可及范围的颈动脉病变。在此分叉处记录到的波形和速率改变,可探查到胸内或颅内的损伤,但不能确认其是否有意义。②分叉处严重钙化,不能记录到可靠的超声图像和速率。③纤维肌性发育异常,或者发生在超声可探查范围以外的远端区域的颈内动脉夹层。

对于超声不能确诊的情况,CTA 是最常用的诊断工具,相对 MRA 较便宜,对大多数机构而言也不难获得。头部和颈部的 CTA 检查可获取颈内动脉和椎动脉的颅外及颅内节段的完备信息,甚至包括 Willis 环。伴随的 CT 扫描可提供大脑实质的有用信息。

除了继发于颈部旋转动作的椎-基底动脉供血不足患者(见下文),对于有症状的、拟手术或其他医学干预的颈动脉或椎动脉疾病患者,非造影 CT 和 CTA 是最有用的方法。现代多排 CT 机可在 30 分钟内获取血管断层显像及后期处理操作[1]。这些新方法很有效,对于急性卒中的首次处理非常有意义,因为多数治疗方案要求在出现症状 3 小时的时间窗内开始治疗。

颈动脉分叉处疾病的患者,无症状梗死患者的发病率为 17%[2]。若患者曾发生短暂性脑缺血发作(TIA),且已知存在颈动脉粥样硬化斑块,有 45% 的概率可在 CT 上找到梗死灶[3]。因为潜在梗死的可能性较高,在开始随机研究以评估某颈动脉疾病处置方法的有效性或风险性之前,应将非造影 CT 检查列为必需项目,以决定是否将某患者纳入研究。基线 CT 的缺乏导致许多随机研究的误读,因为我们不知道随访过程中出现的损伤是否在入组时就已经存在。

尽管我们通常认为 TIA 是暂时的,灌流缺失也是可恢复的,但事实上,多达 34% 的 TIA 在 CT 上都会显现出不同程度的梗死[3]。有症状的患者在颈动脉内膜剥离术前行 CTA 检查有助于确定是否有超声探查范围之外的病变 (如颈总动脉或颈动脉虹吸部)。对于临床上 1/3 的 TIA 患者,CTA 亦有助于显示我们预计的坏死灶的部位和大小。

当钙化灶影响超声探查时,建议行 MRA 检查。但不是所有的机构都配备有 MRA,而且 MRA 的价格昂贵。此外,在颈内动脉起始段等血流突然改变方向的节段,病变的严重程度[4]往往估计过重。

血管造影目前已较少用于颈内动脉粥样硬化性疾病的诊断, 但在评估位于颅内节段或主动脉弓上血管的斑块时可能依然会用到。对于某些动脉瘤或者动静脉瘘,血管造影可为必要检查。

对于椎-基底动脉供血不足患者,CTA 诊断意义有限。若患者罹患 TIA 或椎-基底动脉分支卒中,CT 仅能提示小脑梗死,却不足以显现滋养脑桥部的微小动脉梗阻后造成的微小梗死灶。包绕脑干的密质骨造成的反射伪影可降低该区域 CT 显像的分辨率。用 CTA 来研究头部旋转/伸展动作是不可行的,因为该检查很难达到患者头颈部,且在扫描时要保持头部的触发位置也并非易事。MRA 是椎-基底动脉区域脑实质的最佳成像方式,特别是对于发生于由细小穿通动脉供血的脑干的微小梗死灶。正如本书第 48 页"椎动脉的动态压迫(弓箭手综合征)"章节所述,可通过头颈部旋转触发的椎-基底动脉供血不足患者,均需行动态血管造影评估。

斑块的成分

经典但目前却过时的 ACAS 和 NASCET 研究是基于狭窄程度对腔内斑块的严重性进行分级(虽然研究中进行对比的狭窄管腔的参考管径不同),揭示了狭窄程度和大脑缺血可能性之间的相关性。管径减小比率是一个标准并且广泛的指标,用于描述梗阻性病变的严重程度:这是一个易于界定的衡量标准,可用目前所有显像方式(超声、CTA、MRA 和血管造影)来描述斑块大小。但狭窄率仅能描述动脉管腔内斑块的相对大小。斑块大小与其危害性无线性关系。

NASCET 建议,手术治疗仅限于管径狭窄 75% 以上、有症状的斑块。尽管该探索性的建议已成为医疗常规,但还有比管径狭窄率更相关的斑块特征参数可供决策时选择。仅限于管径狭窄率这一单一指标判断动脉斑块严重程度这一固化模式,必然导致在许多随机化的研究中,未能评估其他同等相关的因素在疾病中所起的作用。这些因素包括存在有低回声区、斑块内出血、纤维帽破裂或溃疡形成。

斑块上最大机械受力部位是纤维帽。当脂质核靠近纤维帽时,增加的压力可能会导致纤维帽破裂、栓塞,造成脑缺血。如果还有不连续的钙化区域,压力峰值会增加 70%[5]。

Russell[6]、Biasi[7]、Sabetai[8] 以及其他学者的研究采用灰度中值(gray scale median, GSM)分级的方法分析了斑块超声密度,并评估了其临床意义。应用血管成形术和支架术治疗颈内动脉疾病的 ICAROS 研究[7],较随意地采用了 25 GSM 作为高回声和低回声斑块的临界值。GSM 值较小的斑块含有较高的脂质和出血物质,血管成形术和支架术后更易导致卒中(微栓塞)。

斑块致病率的危险因素可概括如下:纤维组织较少,大面积的脂质内容物或斑块内出血,以及纤维帽破裂导致的溃疡。

几乎所有斑块引起的缺血事件,都来自于特定溃疡内容物的栓塞,或者来自于血小板集群的脱落,或者是斑块下界形成的血栓。只有少数缺血事件是斑块引起的血流受限所致。鉴于陈旧性斑块更大且具有更多的退行性变特征,不难理解斑块体积和发病率的关联性。但斑块大小不能作为判别危害的唯一标准。有症状的患者,经超声证实颈动脉某部位存在致病特征(溃疡形成、斑块内出血等),应当考虑手术或其他方式干预,而不要踌躇于所谓的 70% 或 99% 的诊断标准。另一方面,对于主要病理改变为纤维性损伤(内膜增生)的患者,即便狭窄达 75%,但没有证据显示为防止在有生之年发生卒中而需要行内膜剥脱术。

纤维肌性发育异常

纤维肌性发育异常(fibromuscular dysplasia, FMD)是发生于中等大小肌动脉的疾病,病变累及中段和远段,而近段通常不受累。FMD 最常见于肾动脉,其次是颈内动脉和椎动脉,主要影响青年或中年女性。遗传学和家族研究[9]表明,FMD 为常染色体显性遗传,其男性外显率较低。多数椎动脉 FMD 患者同时伴有颈内动脉 FMD 病变。如果患者一侧颈内动脉发生 FMD,另一侧颈内动脉的发病概率为 50%。肾动脉 FMD 患者的家属中,颈内动脉 FMD 也更常见。颈动脉和椎动脉 FMD 的患者,浆果型颅内颈内动脉瘤的发生率也较高(20%~50%)[10]。

颈内动脉和椎动脉的 FMD 特征性改变通常在约 C2 水平才能显现出,使用超声不足以在如此高的位置查到病变。在较早的案例中,血管造影是常用的诊断工具;而在现今的病例中,FMD 的诊断主要依靠 MRA 或 CTA。

FMD 通常分为三型[11]。多数为中膜或中膜周围病变,表现为串珠样,其隆起部由纤维增生性组织构成,外翻部位(即微动脉瘤)是平滑肌缺陷或内弹力膜缺失的部位。内膜的 FMD 可导致局灶性向心狭窄,发生率小于 10%。外膜增生型是最少见的类型。

颈动脉和椎动脉夹层

虽然在讨论颈内动脉或椎动脉夹层时我们用到了"内膜片"这个术语,但夹层发生的平面并不在内膜下而是在中膜。在颈内动脉颅外部分和椎动脉(均为肌性动脉),该薄片(内层)由内膜、内弹力膜和中膜组成。而剩下的中膜和外膜构成了其余的薄壁,即外层。

夹层通常被描述为由血流涌入动脉中膜和内层之间导致的进行性壁内血肿。确实,所有新近发生的夹层中膜中均可见血流,但在某些病例,这种被认为是中膜内血肿的病因的内膜撕裂却并不可见。这些病例被认为是中膜受到了剪切力,该力撕裂辐射状的滋养血管而导致壁内血肿。许多病例中,血肿会进展为远端撕裂而被挤入动脉血流。假腔内的血栓可通过这一远端撕裂口栓塞下游。

发生在颈内动脉和椎动脉的夹层,夹层平面在内弹力膜之下,因此内膜片很薄(图 3.1)。壁内血肿把薄片挤入管腔,造成管腔狭窄(动脉造影呈"线样征")或阻塞。壁内血肿会继续进展,撕裂最终累及外膜下。这些事件的序贯发生最终会导致动脉瘤[12]。若血肿撕裂穿透外膜,将会导致假性动脉瘤。

发生于无名动脉和颈总动脉的夹层常由外伤引起(图 3.2 和图 3.3),或由于 A 型主动脉夹层延伸而来。

颈内动脉和椎动脉的颅内段管壁很薄,因此夹层血肿可能会破出外膜,造成致命性的蛛网膜下腔出血[13]。颅内节段的颈内动脉或椎动脉夹层很少见但预后恶劣。颅内夹层在成人少见,多见于儿童[14]。男孩居多,原因未知,儿童颅内夹层中男孩占 73%,其中 14% 发生于外伤后,86% 为自发。

接下来分析更为常见的颈内动脉和椎动脉颅外节段夹层。需要用新的力学机制或源于潜在的动脉疾病的组织缺陷来阐明颈内动脉夹层。后一种论点被以下事实支持:我们发现,

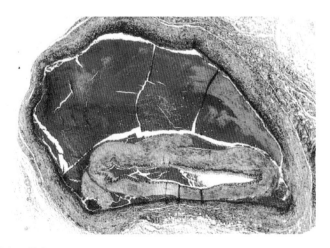

图 3.1　颈部颈内动脉夹层横断面。

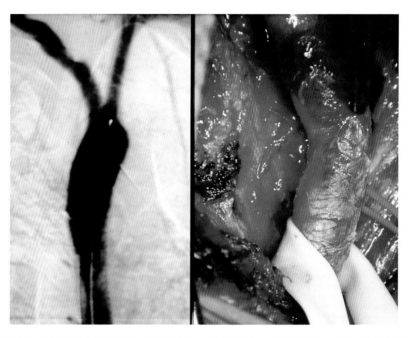

图 3.2　车祸造成的无名动脉和颈总动脉创伤性夹层。术中摄影显示无名动脉被撕裂后产生的血肿。

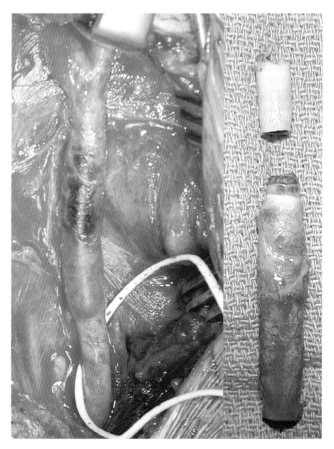

图 3.3　机械升降平台卡压导致的颈总动脉创伤性夹层。离断的柱形节段(右上)栓塞了颈内动脉。

在自发性颈内动脉夹层病例中,6%~15%的病例伴有其他节段颈内动脉或椎动脉的夹层。可以认为,在这些病例中,颈内动脉和椎动脉与有症状的单侧颈内动脉夹层具有相同的病理基础。此外,这些自发性夹层患者的颈内动脉,无论是已发生夹层的一侧还是未发生夹层的一侧,其 Young 弹性模量和环壁压力均较高。

然而,自发性颈动脉夹层的患者其主动脉和桡动脉的弹性参数却是正常的[15]。Ehler-Danlos 综合征患者[16],血管病变发生夹层或破裂的风险较高,内膜-中膜较薄,颈动脉环壁压力较高,但桡动脉的弹性参数仍正常。从这些事实可以得出,这些病例中基质的缺乏仅限于供应大脑的血管。

颈内动脉自发性夹层和结缔组织疾病(如主动脉根部扩张、颅外动脉瘤和 FMD)之间无明显的统计学关联[17,18]。15%的自发性颈内动脉夹层患者可见 FMD 病变;5%的自发性颈内动脉夹层患者有家族史,家庭成员的主动脉及其分支有罹患夹层的病史。尽管证据强度很弱,但针对此种关联性仍有假说被提出,即主动脉和颈内动脉可能都缺乏某些未知的基质成分。

颈动脉管壁的压力负荷首先导致内膜-中膜功能不全。这种功能不全可能由动脉壁薄弱处所受的"正常"压力负荷引起(自发性)(图 3.4),或者由正常动脉壁受到高压力负荷引起(创伤性)(图 3.5)。将颈总动脉条段置于抗拉强度机之上逐步增加拉力,该方法可显示内膜-中膜上发生的序贯功能不全(图 3.6)[19]。首先出现裂缝的是内膜-中膜层。随着拉力持续加大,该层会出现更多裂缝,最终外膜-中膜层也被撕裂。

颈内动脉夹层通常终止于骨性颞管入颅处,此处颈动脉外膜与周围骨膜相接(图 3.7)。少数情况下,颈内动脉夹层会导致多发动脉瘤(图 3.8)。与此类似,颅外椎动脉夹层通常在椎动脉穿透硬脑膜处,与之交换胶原纤维形成铆钉点而不再继续向上发展。约 10%颈内动脉或椎动脉夹层的病例会延伸至颅内。这种向远端发展的颅内椎动脉夹层极端危险:若延伸至基底动脉,死亡率可高达 90%[20]。

颈内动脉或椎动脉夹层约占 50 岁以下卒中病因的 20%[12]。目前最常见夹层发生部位在颈内动脉或椎动脉的高位颈段。对于颈内动脉,夹层好发于该部位的原因在于它与 C1 横突的密切关系(图 3.4);而对于椎动脉,则是由于 C1-C2 关节的高度可活动性对血管施加的机械压力(图 3.5)。在这些颅外夹层中,约 1/3 发生于钝器伤之后;而有 2/3 由于没有明显诱因,我们称之为"自发性"。

过去 20 年间,大多数针对颈内动脉夹层患者的影像学研究是通过磁共振进行的[21]。但一项对比研究表明,CTA 对颈内动脉夹层的局部特征具有更佳的空间分辨率(可分辨出夹层瓣、假腔内的血栓等),而磁共振在评估位于脑实质的夹层引起栓塞后果(梗死)方面则更胜一筹。

颈内动脉夹层的典型表现是头、颈部疼痛和不全性霍纳综合征(瞳孔缩小及上睑下垂)[23] *。椎动脉夹层患者可出现枕骨部和后颈部疼痛,并会被误认为是肌肉骨骼来源的疼痛。

数日(平均 4 日)后将出现大脑缺血症状,多数为卒中(84%),少数为 TIA。颈内动脉夹层和椎动脉夹层,在局部症状(颈部疼痛、不全性霍纳综合征)出现和进展为脑缺血期间,均存在一段持续数日的中间期。这种延迟是因为夹层血肿需要一定时间以进展到管腔阻塞,或在最初的撕裂部位释放血栓碎片,或向远端进展,然后通过远端撕裂口再次进入真腔而释放血栓碎片。颈内动脉夹层所造成的终末器官影响是大脑半球或视网膜缺血。在椎动脉夹层中,梗死部位可累及脑干(延髓外侧综合征)、丘脑、小脑和枕叶。

半数自发性颈内动脉夹层患者会进展为脑梗死,90%为栓塞引起的梗死 **,而非通常认

---

* 没有面部无汗征,因为颈外动脉段周围支配面部汗腺的交感神经未被夹层所累及。
** 60%的颈内动脉夹层患者经颅多普勒显示大脑中动脉微栓塞区。

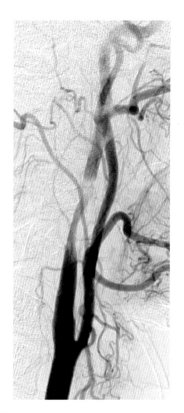

图 3.4   C2 平面颈内动脉自发性夹层。

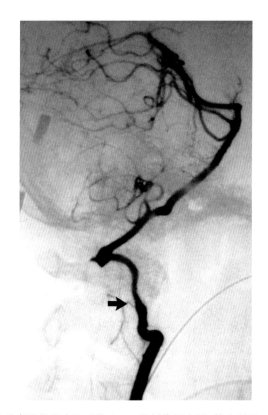

图 3.5   一个年轻运动员接受脊椎按摩疗法后发生 V3 段创伤性夹层(箭头所示)。已行脑室切开术并已置管
到位。患者在入院后 12 小时死亡。

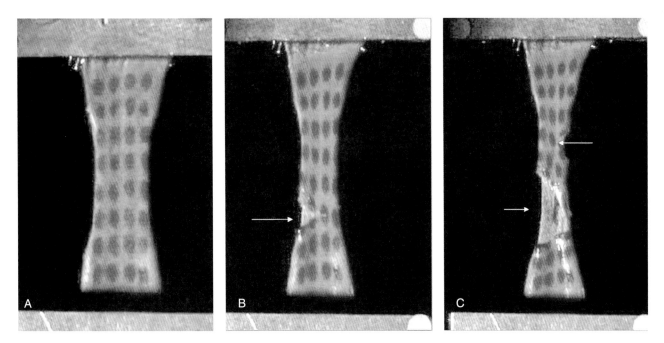

图 3.6　内膜上有标记定位孔的颈内动脉条段置于抗拉强度机的钳口之上 (A)。可见内层 (如箭头所示) 断裂 (B,C) 在整个标本被撕裂前发生。(Reproduced with permisson from Stemper BD, Yoganandan N, Pintar FA. Methodology to study intimal failure mechanics in human internal carotid arteries. *J Biomech*. 2005;38:2491–2496.)

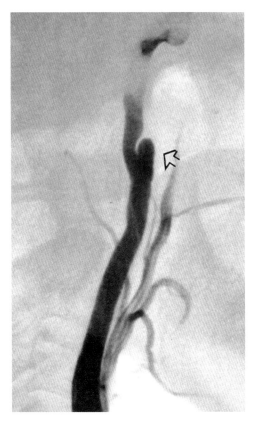

图 3.7　颈内动脉的夹层血肿在颈动脉管腔处 (箭头所示) 不再继续向上扩大。

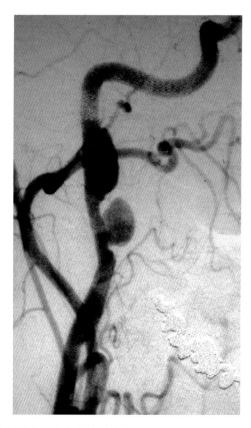

图 3.8   颈内动脉夹层后继发罕见的 2 个序贯性动脉瘤。

为的低灌流[24,25]。

据报道,临床上在相同颈内动脉或椎动脉再次发生夹层的比例较低,为 0.4%[26]~8.0%[27]。再发夹层通常见于患有潜在动脉疾病的患者[28]。通常认为,已痊愈的颈内动脉或椎动脉夹层,其中膜层已形成足够的瘢痕组织,可以阻止血管壁各层之间再次分离。行常规影像学检查结果提示,夹层的再发生率高于上述比例。这类患者中有 6%会在对侧颈内动脉或椎动脉发现有静息的夹层,25%最终在其颈内动脉或椎动脉再发夹层或新发夹层。

夹层的结局不管是导致了双通道、狭窄还是阻塞,多数颈内动脉或椎动脉夹层在 6 个月之后会再通或者"重塑"。约 1/3 的假性动脉瘤随着时间推移会缩小。60%椎动脉夹层在 6 个月之内可再通。

自发性颈内动脉和椎动脉夹层的治疗

虽然抗凝剂较抗血小板药物的优势并未得到证实,但公认的自发性夹层的治疗仍是抗凝剂[29]。症状出现后,再通和重建需 3~6 个月时间,在此期间需维持抗凝治疗。对于椎动脉夹层患者,特别是夹层累及颅内者,由于存在潜在的致死性蛛网膜下腔出血,抗凝剂的应用尚有疑虑。溶栓尚有争议。

若抗凝或抗血小板治疗无法控制不稳定性夹层,患者持续发生栓塞,那么应该采取诸如旁路或支架的方式进行干预(图 3.9 和图 3.10)。颈内动脉夹层可形成假腔,假腔会继续扩大或者成为栓子的来源。有鉴于此,需用支架或旁路的方式进行干预。

总之,颈内动脉或椎动脉自发性夹层的患者其颅部和颈部的动脉处已发生和尚未发生夹层的部位均有血管弹性参数异常。夹层对下游区的影响(通常是脑梗死)是栓塞,而非由于低

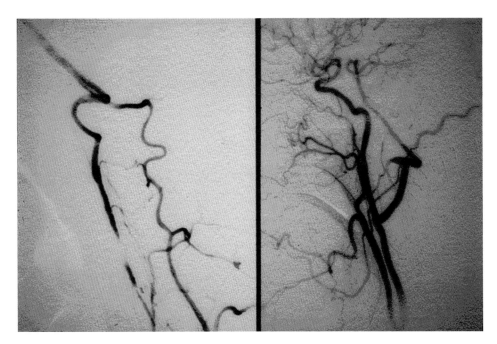

图 3.9　椎动脉夹层经足量抗凝治疗后仍然继续栓塞(左图),于是行颈内动脉至枕骨下椎动脉(C0-C1)段静脉移植物旁路术来治疗夹层(右图)。

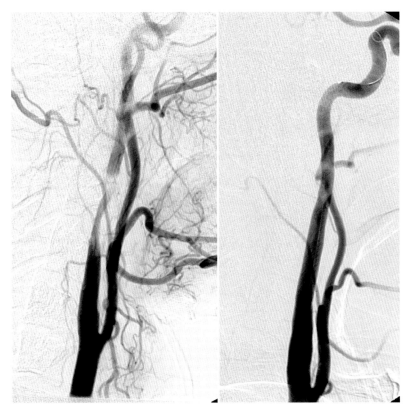

图 3.10　该年轻女性因自发性夹层继发了对侧颈动脉闭塞。1 年后仅有的一根通畅的颈内动脉新发了夹层。遂接受支架治疗(右图)。

灌流。颅外颈内动脉或椎动脉的夹层可以经验性应用抗凝剂或抗血小板药物治疗。

动脉粥样硬化性和发育不良性颈动脉和椎动脉动脉瘤

目前,主动脉弓梅毒性病理改变罕见,发生于无名动脉的动脉瘤由创伤或累及主动脉弓的结缔组织疾病引起。创伤性动脉瘤多因车祸造成,方向盘撞击胸骨造成无名动脉钝器伤(图 3.11)。

无名动脉的动脉瘤没有外伤病史时,外科医生需注意,此时扩张的无名动脉很可能为系统性主动脉弓疾病的局部表现。对于这类患者,任何试图在主动脉弓上建立旁路的做法均不可避免造成主动脉弓夹层,这种情况一旦发生在尚未建立心肺旁路的患者身上,那将是致命的 *。

颈动脉瘤切除术仅占颈动脉疾病手术的 0.1%~2.2%;颈动脉动脉瘤仅占所有动脉瘤发生率的 0.2%~1%[30]。由于颈动脉在球部呈生理性膨大,对于哪种情况在该部位才够得上动脉瘤这一问题意见尚不一致。De Jong[11]建议增大的球部直径超过远端颈内动脉的 200%,或超过远端颈总动脉的 150%,才应称之为动脉瘤。

文献将颈动脉动脉瘤疾病分为不同类型。在较早的报道中,大多数颈动脉瘤为真菌性或创伤性。根据多个医学中心创伤单元的系列报道,外伤后的颈动脉瘤多为假性动脉瘤。颈内

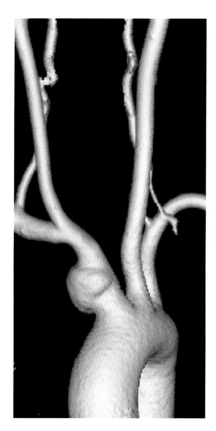

图 3.11　一起头部受撞击的事故,2 年后患者被诊断为无名动脉动脉瘤。该患者接受了升主动脉至无名动脉旁路术。

---

* 图 3.12 是一名 70 岁女性患者的 CTA,该患者出现气管卡压症状,起初我认为是无名动脉原发性动脉瘤。当将阻断钳放置在升主动脉上试图建立旁路近端吻合口时,出现一逆行夹层并累及双侧冠状动脉。虽然我们立即为患者建立了心肺旁路,但她仍然死于大面积心肌缺血。

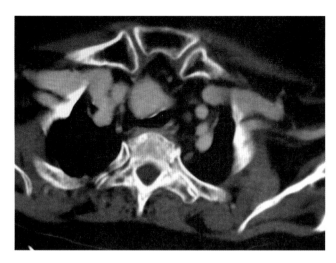

图 3.12　无名动脉动脉瘤压迫气管。

动脉的动脉粥样硬化性动脉瘤很少见。美国学者 McCollum[32]进行的一项大型系列研究表明,动脉粥样硬化性动脉瘤发病率为 44%,没有发育不良性动脉瘤的病例。另一位美国学者 El-Sabrout[33]在分析了 67 例动脉瘤病因时仅提及 2 例疑似为发育不良性动脉瘤的病例。而与此相反,欧洲学者 Moreau[34]、Rosset[35]和 Faggioli[30]的研究却将发育不良性动脉瘤列在发病率首位。

　　典型的发育不良性动脉瘤好发于颈内动脉的中、高颈段,呈囊状(图 3.13),常伴剩余动脉节段的过度延长或缠绕成环。约半数区域内层正常,没有血栓覆盖(图 3.14)。

　　发育不良性动脉瘤是由先前的夹层引起,还是继发于 FMD 薄弱的管壁结构,要查明哪种原因不太可能。原因尚不清楚,我们只知道存在 FMD 病变的动脉具有较高的自发性夹层发病率,而其中一些夹层会演变为动脉瘤。

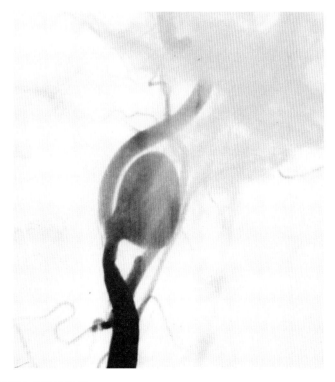

图 3.13　发育不良性颈内动脉动脉瘤。

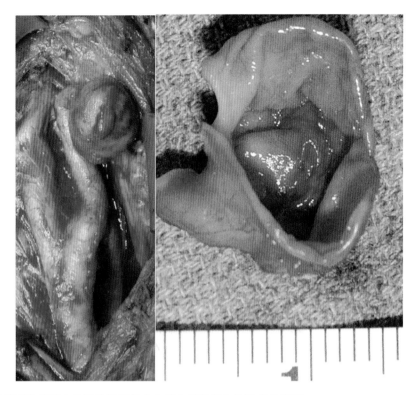

图 3.14   发育不良性颈内动脉动脉瘤的术中照片以及无血栓形成的瘤腔。

上文已提到,美国学者 McCollum[32]和法国学者 Moreau[34]、Rosset[35]都进行了大型病例报道,关于发育不良性动脉瘤和动脉粥样硬化性动脉瘤的发病率存在很大的差异。McCallum 的研究中没有发育不良性动脉瘤的案例报道;而来自欧洲的系列研究却将其列在发病率首位。来自欧洲的血管疾病的文献中,自发性夹层和 FMD 的报道要多于美国的研究,这大概是由于在欧洲更有机会见到发育不良性动脉瘤。Rosset 指出其原因可能是,在欧洲将 CTA 列为颈内动脉夹层患者随访的常规检查,故可以发现更多发育不良性动脉瘤的案例。事实上,欧洲的系列研究中所描述的发育不良性动脉瘤, 正是在对颈内动脉夹层的随访研究中通过 CTA 发现的。FMD 和结缔组织病,如马方综合征、Ehler-Danlos 综合征、神经纤维瘤病,为大多数发育不良性颈内动脉动脉瘤的病因。

鉴于美国的系列研究中发育不良性动脉瘤案例的缺如,应当指出,McCollum 的研究中,某些被认为是动脉粥样硬化性动脉瘤的案例, 却具有发育不良性动脉瘤的典型外观和好发部位。这些案例被认为是动脉粥样硬化性,大概是由于长期持续存在的发育不良性动脉瘤血管腔内会有血栓形成,进而使其管壁具有动脉粥样硬化的特征性病理改变。这些动脉粥样硬化的特征是继发于动脉瘤内血流和形态的改变,而不是病因。

最近的报道中,少有颈内动脉瘤破裂的报道。破裂最常表现为继发于栓塞后的 TIA 或卒中,见于 50%的患者[30,36]。颈动脉瘤发病率的性别比在不同研究中有差异,某些研究中男性好发,另一些研究中则女性好发,而主动脉瘤和周围动脉瘤的发病率则男性明显高于女性,与颈动脉瘤有所不同。

几乎所有(90%)的原发性椎动脉动脉瘤发生于颅内部分(V4)。较少见到的颅外椎动脉动脉瘤大多继发于外伤或夹层,好发于椎动脉的活动性最好的部位(V3 段)。

原发性颅外椎动脉动脉瘤极其罕见,文献中仅见 12 例报道。我们在 12 年间处理了 7 例患者共 9 个颅外椎动脉的原发性真性动脉瘤。他们均为年轻患者,平均年龄为 38 周岁,并罹患诸如 Ehler-Danlos 综合征(图 3.15)、马方综合征(图 3.16)和神经纤维瘤病(图 3.17)等结缔

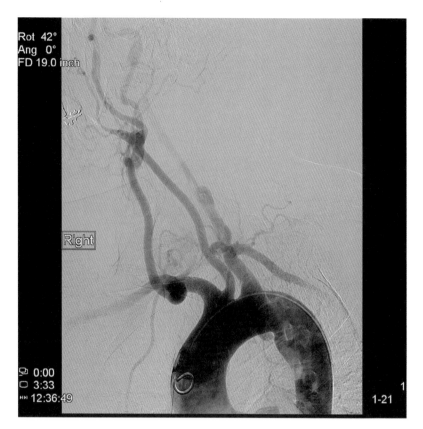

图 3.15 Ehler-Danlos 综合征患者的双侧椎动脉动脉瘤。

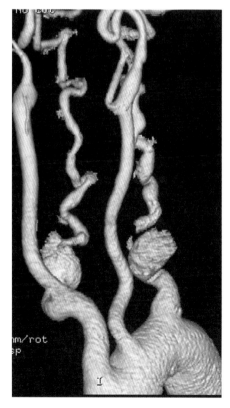

图 3.16 马方综合征患者的双侧椎动脉动脉瘤。

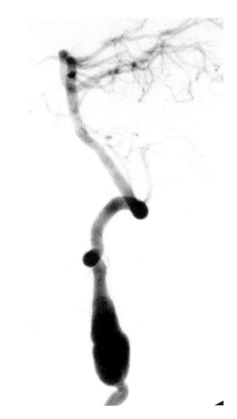

图 3.17　一个 15 岁神经纤维瘤病患者的 V2 段椎动脉动脉瘤。

组织病。其中 3 名患者有家族成员死于继发于结缔组织病的动脉瘤；4 名患者在其他部位有一枚或数枚动脉瘤。

颈动脉体瘤

如把存在转移灶定义为"恶性"，则发表的文献中 6%~10% 的颈动脉体瘤（carotid body tumor，CBT）为恶性。外科医生[38]在术中常规行肿瘤周围区域异常淋巴结切除时，报道其恶性率高达 15%，基于此发现，他们建议对所有肿大的或靠近肿瘤的淋巴结行切除术 *。

约 20% CBT 变异性不大且左右对称出现。肿瘤双侧对称出现提示需对其近亲进行筛查。双侧对称的肿瘤（家族性副神经节瘤）（图 3.18）也提示需行 CTA 检查其胸部、颈部和腹部，寻找是否还有其他的副神经节瘤，特别是位于迷走神经内的（迷走神经副神经节瘤）和"主动脉弓-肺"窗的[39]（图 3.19）。

发生在颈交感神经链的神经鞘瘤，如果位置靠近颈动脉分叉并挤压颈内动脉和颈外动脉使其移位，表现可能会与颈动脉副神经节瘤[40]类似。但神经鞘瘤不会像副神经节瘤一样在 CTA 或动脉造影上显示有丰富的血管。

椎动脉的动态压迫（弓箭手综合征）

1927 年，DeKleyn[41]首次描述椎动脉动态受压现象：尸体一侧椎动脉内液体流动在颈部

---

* 我一般不寻找或切除邻近淋巴结，在我所切除的 39 例 CBT 中未遇到恶性病变。

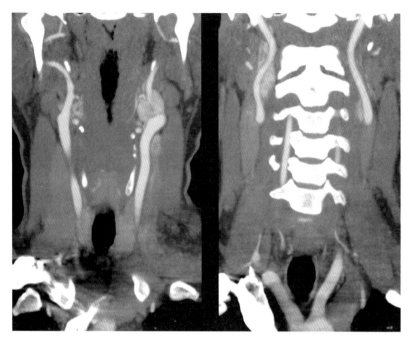

图 3.18　一名 24 岁女性在其父亲被确诊为家族性双侧副神经节瘤后，行家族筛查后确诊为双侧颈动脉副神经节瘤。

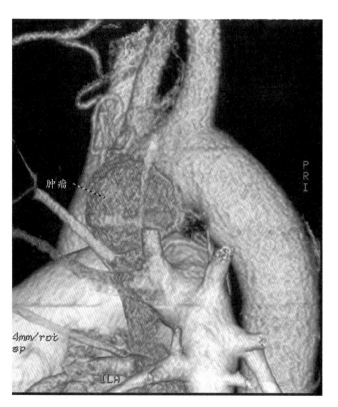

图 3.19　一名患有双侧颈动脉体瘤的患者同时患有主动脉-肺动脉窗的副神经节瘤。

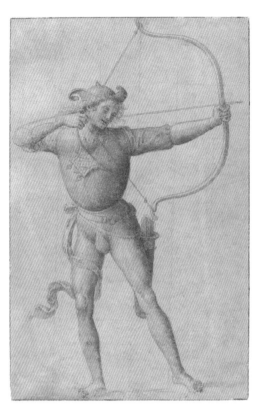

版画 3.1　Pietro Perugino（1450—1523）绘的弓箭手画像。这幅插图展示了两个身体动作，外展上肢同时向同侧旋转−伸展颈部，能够导致椎动脉受压。

转向对侧时受阻。30 年后，Tatlow 通过在尸体内注射造影剂显示，当颈部旋向对侧时椎动脉在 C1−C2 节段受压迫[42]。颈部回到正中位置时，动脉口径恢复正常。

Weintraub 通过 MRA 研究表明，椎动脉的运动受压发生于正常人群[43]。一侧椎动脉发育不全的患者，头部旋向该侧时，容易发生头晕和眩晕。目前最有说服力的解释是，发育不全的椎动脉不能代偿颈部旋转造成的优势椎动脉血流中断。正如下文所述，后一种情形与具有运动相关性症状的患者类似。

椎动脉起始的三个节段均可能受到骨或肌腱的压迫。进入脊柱前（V1），椎动脉可能受压于颈长肌或前斜角肌的肌腱（图 3.20）。这两条肌肉的附着点与 C6 横突呈倒"V"形，在这之下椎动脉进入 C6 横突。

如上文所述，颈部旋转运动造成的无症状性椎动脉压迫或阻塞很常见[43]。如只有一椎动脉，或为优势侧，该侧受压迫后即可引起症状，即所谓的弓箭手综合征，这是一种常见但又容易漏诊的临床疾病。除极少数例外，弓箭手综合征患者仅一侧椎动脉有功能，并且无后交通动脉，因此，当那唯一直接为脑干供血的优势椎动脉阻塞时，会出现晕厥。

虽然压迫常发生于 V3 节段（C0−C2）（图 3.21），但在某些病例，在椎动脉进入颈椎的横突椎间孔之前，压迫也可出现在 V1 和 V2 节段（图 3.22），甚至 C7 水平（图 3.23）[44]。

考察动态椎动脉压迫的发生机制时，须了解颈椎从仰卧位到站立位的形态变化。立位时，因头部重量（3.6~5.4kg）和椎旁肌肉的张力性收缩，颈椎被压缩。脊椎缩短后椎动脉已有的扭曲将因为椎动脉周围骨性组织形状的改变而进一步加重。事实上，弓箭手综合征的患者在仰卧位时不会出现症状。在对弓箭手综合征患者行动态动脉造影时，研究者需模拟出这种头部重力施加的垂直轴向力：将患者头部置于"扳机点"位置（旋转−伸展），除此之外，研究者还需给患者施加轴向压力来模拟站立时头部的重量。一种可作为替代的方法是患者取垂直（站）位并将其捆绑于血管造影台上。

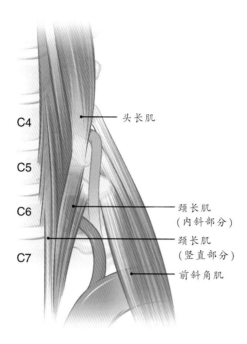

C4
C5
C6
C7

头长肌

颈长肌
（内斜部分）

颈长肌
（竖直部分）

前斜角肌

图 3.20 椎动脉进入脊柱时从颈长肌和前斜角肌肌腱的下方穿过。

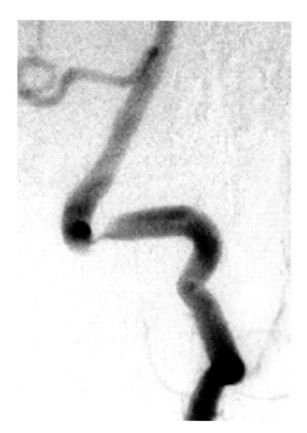

图 3.21 椎动脉在枕骨(C0)和 C1 椎板上缘之间受压。

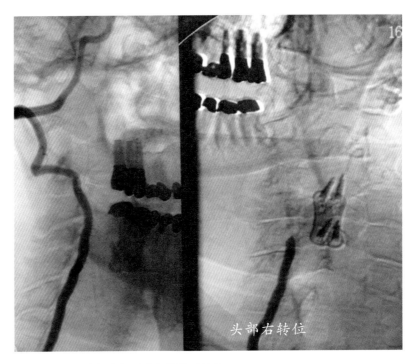

图 3.22   椎动脉在 C3 和 C4 椎体之间因头部旋转而闭塞。

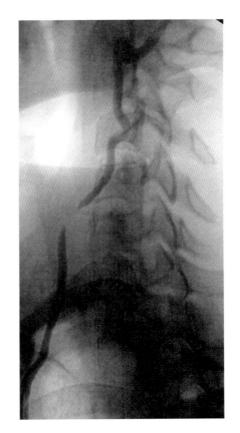

图 3.23   颈部旋转时椎动脉在一个特殊位置发生闭塞(压向增大的 C7 横突)。

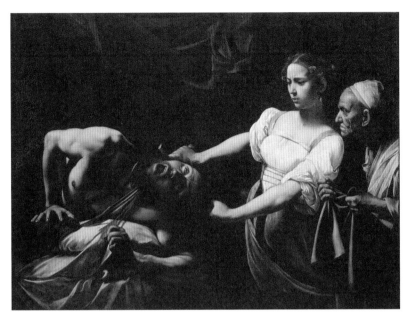

版画 3.2　卡拉瓦乔所绘《砍下荷罗孚尼头颅的犹滴》中可见颈动脉开放性创伤。"她用尽全力两次砍向他的脖子,将他的头颅从项上取下。"(Judith,13:7–8)

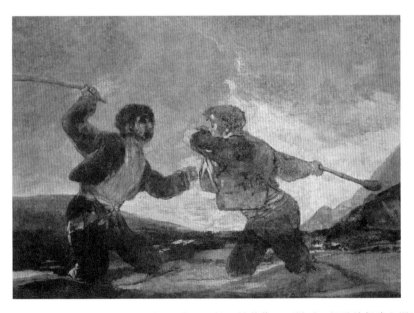

版画 3.3　戈雅(1746—1828)所绘的《棍棒决斗》中的钝性机械外伤。两男子双腿及膝部陷入泥地,用棍棒互相攻击对方进行殊死决斗。

　　动态造影证实了颈部旋转运动、椎管血流停滞(血管造影可见),以及同时出现的症状三者之间的因果关系。

创伤

　　胸壁前部钝性创伤可以造成前部锁骨下动脉(SAT)创伤性夹层。无名动脉的创伤性夹层通常延伸至右锁骨下动脉和右颈总动脉。两类暴力可造成破裂:对胸骨的直接冲撞(如方向

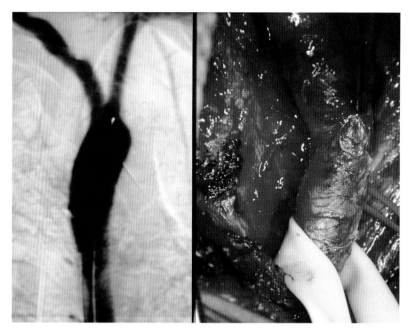

图 3.24　经历了一次翻车事故的年轻患者,因右侧颈动脉系统闭塞发生了左侧偏瘫。经取栓术和主动脉–无名动脉移植物旁路术,神经症状得以纠正。

盘的正面冲撞)和突然减速引起的心脏及升主动脉的惯性向前移位。腔内夹层可能导致无名动脉、颈总动脉和锁骨下动脉近端血栓形成(图 3.24)。若发生夹层的动脉外层破裂,会出现动脉瘤(图 3.11)。

颈动脉和椎动脉的钝器伤并不常见,占美国所有钝性损伤入院病例的比例不到 1%。尽管不常见,但预后却极差:16%~40%进展为卒中,并且 25%~31%死亡。

颈动脉钝器伤的发生机制常为直接打击。通常由外部的暴力引起,不过也可见经口咽造成创伤。这种经口咽的创伤很罕见,见于小儿口含棒棒糖或者铅笔面部朝下摔倒,在扁桃体窝部位冲击颈内动脉。最近的观点认为,外部的钝器伤归因于发生减速伤时汽车安全带对胸部的压迫。较颈内动脉而言,外部钝性损伤更常累及颈总动脉(图 3.3)。

在高位颈部,颈内动脉走行于 C1 横突前,当头部迅速旋向对侧时,此处的骨组织会冲击压迫该侧颈内动脉后壁。这正是 FMD 患者的颈内动脉在此水平易进展为假性动脉瘤的可能原因(图 3.25)。还有一个十分罕见的情况,即颌骨的骨折碎片也可能损伤邻近的颈内动脉(图 3.26)。

椎动脉钝性创伤与其穿行于其中的椎间孔密切相关。颈椎侧面附属结构的断裂,或脊椎的脱位或半脱位,均会造成包绕椎动脉的骨性和肌性通道结构的突然改变。当骨组织冲击动脉的力量足够大时,动脉将出现夹层、破裂或者血栓。

骨赘可导致椎动脉严重受压,这时在动脉造影上可被误诊为粥样斑块性狭窄,继而实施球囊血管成形术,这是最近提出的创伤性椎动脉动脉瘤的一个病因。这时动脉壁在球囊和坚硬粗糙的骨赘之间受到挤压,最终结构断裂而形成动脉瘤(图 3.27)。

当椎动脉在寰枢椎段被拉伸超过其正常的弹性承受范围时,其内层会破裂形成初始的撕裂瓣或使管壁爆裂。寰枢关节是最灵活的脊柱关节:整个颈部旋转范围的一半(180°)由其产生(图 3.28)。为了适应这样大范围的旋转弧度(45°),椎动脉在 C1 和 C2 之间延长成环。椎动脉的外膜附着于这两个椎骨横突孔的骨膜上。如果颈部突然转至一侧,在 C1 和 C2 的两个固定点之间的椎动脉的拉伸率可能会超过动脉的弹性承受范围[45]。可以想象,动脉就像两个不同张力强度的同轴管。内层由内皮和内弹力层构成,而同轴的外层则是由介质和外膜构

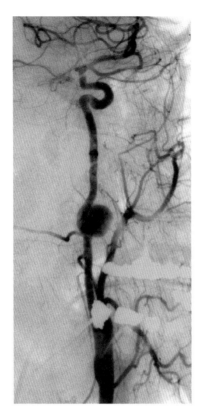

图 3.25　FMD 患者的发育不良性颈内动脉动脉瘤。

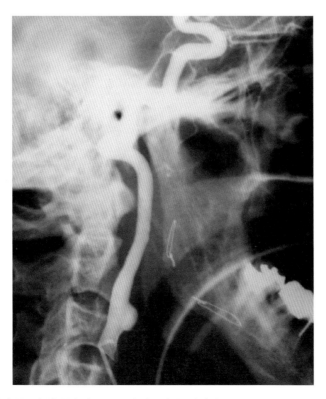

图 3.26　外伤后经缝合的下颌角骨折旁可见一个小的假性动脉瘤。

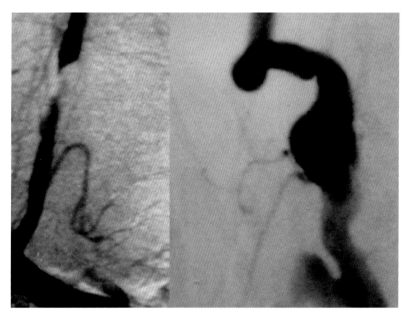

图 3.27　被误认为动脉粥样硬化的骨赘外向压迫(左图)。患者行血管成形术后导致椎动脉动脉瘤。

成。突然的拉伸会首先撕裂仅含少量弹性纤维的内膜层,在内膜和内弹力膜之间形成裂缝,并开始形成一个夹层。如果机械拉伸足够强大,可能会撕裂整个椎动脉管壁,而后引起出血、假性动脉瘤形成或者闭塞。

椎动脉夹层、破裂或血栓形成的机制是动脉被拉伸。像任何其他动脉一样,椎动脉有非均质的弹性特征。Johnson[46]用张力强度测量仪测试了环形的和纵向的人类椎动脉条带。纵向条带仅拉长了 20% 即发生破裂,而环形条带耐受了 20% 的拉伸却没有破裂。这提示椎动脉发生机械性破裂的时候仅需少量的纵向拉力,但需受到较大的周向拉力。因作者未将实验标本"预拉伸"至体内的长度,因此我们推断导致椎动脉破裂的纵向拉力仅需 10%。

在受到冲击或拉伸时颈部所处的位置可明显影响椎动脉伸长的程度。当头颈旋转时,5g 的后方冲击力会导致 30mm 的椎动脉拉长和弯曲[45]。然而,如果颈部在受到冲击时处在中立位置,因冲击力引起的椎动脉延长则只有 5mm。

颈动脉或椎动脉钝性损伤时不一定立即表现出症状。事实上,这类患者只有 50% 送到急

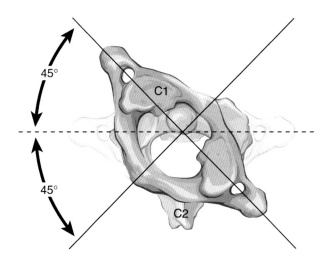

图 3.28　中立位 C1–C2 左右旋转的弧度是 45°。

诊室时表现出了神经系统症状。多达 25% 的患者只会在间隔期之后才出现症状,在间隔期无神经症状表现。

钝性损伤导致的管腔内局部病变是多种多样的,可以是内膜破损、中膜血肿,或是因外部出血压迫导致动脉阻塞及血肿等。内膜片可阻塞动脉或加剧血小板聚集,促进内膜片下的血栓形成。内膜片可成为夹层的入口,而夹层则继续向远端进展,最终通过远端破口释放并导致栓塞。

一名疑似钝性伤的患者在出现如下情况应行血管造影:①霍纳综合征(颈上神经节或者沿动脉壁的交感神经因出血或创伤受累);②存在神经功能损害(在排除乙醇中毒、药物或出血性休克之后);③与颈部过度旋转或过伸(机动车事故)相吻合的损伤机制;④入院时的 X 线片中发现椎体骨折、脱位或半脱位。Biffl.[47]在其论文中展示了这些神经损伤标志的重要性。不到 1% 的送往急救室的钝性伤患者存在颈内动脉和椎动脉损伤。然而,钝性伤病史阳性并且表现出任一上述标志的患者,29%~44% 存在着 1 处颈内动脉或椎动脉损伤。

单用超声不足以评估颈动脉或椎动脉夹层。颈内动脉夹层发生在上颈部,这是一个很难接受超声检查的部位。此外,超声有可能错过小的内膜损伤,而且伴随的颈部软组织损伤引起的肿胀可进一步模糊超声图像的分辨率。超声在评估可疑的椎动脉钝性伤方面同样是没有用的。

虽然 CTA 并不能保证足够高的分辨率来确诊小的内膜片,但它仍然是急性颈椎外伤有力的筛查工具。先进的多探头 CT 机能够在 30 秒内获得足够的数据来显示伴随头颈外伤的骨性或血管性异常。

脑部 CT 同样也是头颈部钝性外伤预后的良好预测手段:如果发现有急性梗死,大约 50% 患者将最终死亡,75% 将留有永久性神经功能障碍。如果脑部 CT 检查结果正常,仅 30% 患者将出现神经功能缺陷[47]。25% 骨折累及横突和 35% 关节突脱位患者可存在椎动脉损伤。

MRI/MRA 一般不用来显示外伤者的血管损伤,因为这些患者送至急诊室后,通常需要制动和呼吸支持,MR 的操作过程与这些支持设备不相容。如果患者存在上述任何一种标志,如果患者存在上述任何一种类型,就可作为血管造影或 CTA 的指征。

在用 MRA 或 CTA 进行系统性筛查的急性颈椎外伤患者中,20%~25% 存在椎动脉的异常,通常为急性闭塞或夹层,3%~5% 将发展为小脑或脑干梗死[48-50],这往往是致命的。大多数因钝性外伤伤及椎动脉的患者不出现临床神经症状,但少数出现后循环缺血症状的患者将会进入发病过程。这种发病过程通常是血栓性栓塞进展至基底动脉或病情恶化导致的。这一机制能够解释为什么有的患者会在钝性外伤后几天,甚至几周后才出现椎–基底系统的卒中。

一名在动脉造影中发现有内膜病变但尚未发展为假性动脉瘤的患者,如果没有抗凝药物使用的禁忌,应该先应用肝素,接着应用香豆素。然而这在多发伤中是一个不太可能出现的情况。有共识但尚没有证据显示,椎动脉夹层应该在急性期应用肝素,紧接着应用香豆素 2~3 个月。无论是颈内动脉还是椎动脉的症状性假性动脉瘤,都可以应用支架或支架移植物处理,偶尔可以应用支架和 Guglielmi 分离式线圈(Guglielmi detachable coil)经由支架网眼插入。对于那些症状性颈动脉或椎动脉的急性闭塞、对抗凝治疗无明显反应的持续存在的假性动脉瘤或夹层的患者,可行手术治疗(图 3.9)。

颈动脉或椎动脉的医源性损伤可以继发于中心静脉穿刺置管,对于椎动脉的病例,还可能源于颈椎手术中的意外损伤。

穿刺或导管损伤在颈总动脉比椎动脉更常见,它可能在动静脉瘘或动静脉瘤形成后出现,原因为颈内静脉或椎静脉和相应的动脉间密切的解剖关系。在 20 世纪 60 年代和 70 年代早期,一些动静脉瘘是直接穿刺颈总动脉或者椎动脉行动脉造影时发生的。今天,动脉造影是由经皮股动脉技术来实现的,椎动脉造影之后的夹层已经很罕见,这种偶然出现的椎动脉夹层发生在向前输送导管并将造影剂注入椎动脉以获得椎-基底动脉造影图像时(选择性椎-基底动脉注射应该在锁骨下动脉邻近椎动脉入口的部位进行)。

椎动脉的一些医源性损伤发生在脊柱外科手术中。据报道,0.3%~0.5%的前颈椎间盘切除术中会发生椎动脉损伤[51,52]。寰枢椎固定术中最受青睐的技术包括经寰枢关节(C1-C2 facet joint)插入螺丝钉,而这带来了8%的椎动脉撕裂的风险[53]。我们观察到在某些患者中,当椎动脉从一个横突走行到下一个横突时,椎动脉是明显扭曲并延长的,这就很好地解释了这样的事故可能会发生在这类患者身上。脊柱外科医生已经精确定义了某些解剖标志供术中观察,以确保安全钻入颈椎,但是椎动脉走行变化多端,甚至还有椎间孔外走行,它们是这些不常见的损伤持续出现的原因(图3.29)。

如果在脊椎手术中损伤了椎动脉,通过填塞促凝材料和加压的方式或许可短期内控制出血,但不是经常奏效。接下来可能会发生再出血、假性动脉瘤或动静脉瘘。原位结扎动脉的做法往往会失败。V2节段的椎动脉往往很难企及,而且需在损伤的上方和下方都结扎才能够控制出血。如果仅仅结扎了动脉近心端,椎动脉远端将会有反流血继续出血,这更是增加了操作的难度。而且必须记住,椎动脉结扎并不总是安全的,尤其在对侧椎动脉情况并不清楚的前提下更是存在风险。据一篇神经外科的综述报道,结扎后的死亡率达12%[54],不过这篇综述囊括的结扎指征有的是不可接受的,并且报道的是一个世纪前的情况,一定程度上夸大了结扎的风险。

动静脉瘘

颈动脉区自发性动静脉瘘罕见,多继发于枪伤或刀伤。颈总动脉-颈内静脉瘘若足够大,会出现震颤并可扪及,还可进展为充血性心力衰竭。在椎动脉,脊柱外伤导致某一椎体滑脱或骨折,是动静脉瘘的常见原因,这里动脉包绕于静脉丛中,移位的椎骨撕裂动脉壁的同时也损伤邻近的静脉,从而进展为动静脉瘘。继发闭合性损伤的动静脉瘘常发生于活动度最大的C1-C2节段水平,为活动所产生的牵拉伤所致(图3.30)。发生于脊椎区域的动静

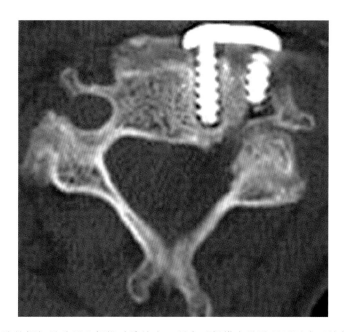

图3.29　旋进横突孔的螺钉导致了左侧椎动脉栓塞。所幸对侧横突孔孔径远远大于该侧,可以推断出这一侧并非优势椎动脉。

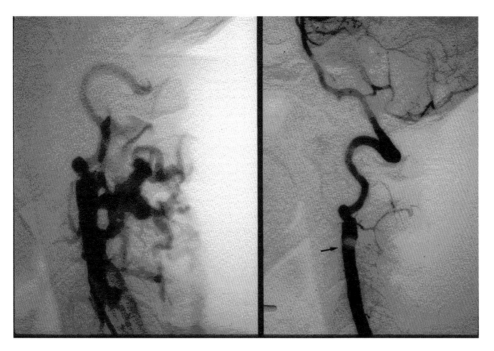

图 3.30　一个累及椎动脉 V3 段的动静脉瘘。该男孩在玩"上吊"游戏的时候,将绳子绕过颈部悬在门上,导致 C1-C2 的半脱位。这个瘘是有症状的,但患者并不存在脊髓损伤。通过在静脉侧放置可拆卸球囊,治愈了这个动静脉瘘。

脉瘘,由于分流的存在,患者可出现低灌流症状。分流量因远端椎动脉到瘘口的大量反流而增加。

目前颈总动脉动静脉瘘的常用治疗方法是通过放置腔内覆膜支架来封堵瘘孔。在椎动脉区域,采用血管内漂浮技术将可分离球囊置入瘘管静脉一侧[55],既封堵了瘘管,又保持了椎动脉的通畅(图 3.30)。过去开放性手术造成的损伤常深达颅底,相对此法困难的操作而言,腔内技术为更可取的方法。较少应用覆膜支架的方法治疗慢性椎动脉动静脉瘘。椎动脉近端(V1)动静脉瘘在瘘孔前后椎动脉段的管径大小差别悬殊,相差可达 3~4 倍(图 3.31)。对于 V1 节段,可通过腔内球囊暂时控制近端和远端动脉(图 3.31),然后通过扩张的静脉瘤进入瘘管区从静脉侧进行封堵(图 3.32)。C1-C2 节段的动静脉瘘,在此处通过尖锐的脊椎弯曲放置覆膜支架,风险和困难都很大。

放射性动脉炎

放射对动脉的影响依赖于照射的时间和剂量。剂量越大,对动脉产生的损伤越大。内皮层是受到放射性损伤的第一层[56]。颈动脉和椎动脉的放射后损伤性病变与动脉粥样硬化性病变具有相同的成分,但放射性损伤多发生于动脉粥样斑块较少累及的部位,如 CCA 或 ICA 的岩下段。当患者因头颈部肿瘤需接受照射治疗时,VA 的 V1 段也可受累。少数情况下,脊柱内段(V2、V3)也可能被累及。

虽然放射导致的动脉纤维性狭窄可不伴有通常情况下成分各异的粥样硬化性斑块,但大部分放射性动脉炎中形成的粥样斑块病变成分各异,并往往发生于非典型的部位。CA 和 VA 放射性损伤的表现可出现于暴露于照射后 1~20 年,通常仅限于被照射的部位。正如预料的,放射性损伤同时累及了这些部位的小动脉,使侧支循环大量破坏,因而导致大动脉(CCA、ICA)血栓形成的后果更加严重。

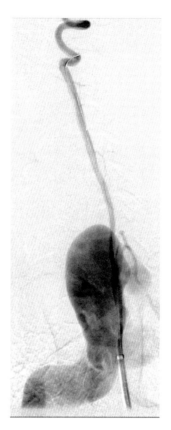

图 3.31 椎动脉 V1 段动静脉瘘的早期和晚期成像。近心端的动静脉瘘直径达 13mm。测量瘘后的椎动脉直径值为 4mm。

颈动脉的放射性动脉炎可按一个不同的、快速的程度发展：放疗及头颈部肿瘤根治性切除术后 1~2 个月，颈动脉可发生破裂。另一方面，仅接受放疗的患者则极少发生颈动脉破裂。这可能是由于电离损伤了动脉壁，而外科切除破坏了动脉外膜周围的小血管，这些小血管供应着动脉壁 75% 的血流，两者综合作用导致 CCA 壁的破裂。撇开罕见的早期破裂不谈，绝大部分放射性动脉炎表现为发生于照射后 1~20 年的类似于粥样硬化斑块的病变，并具有类似

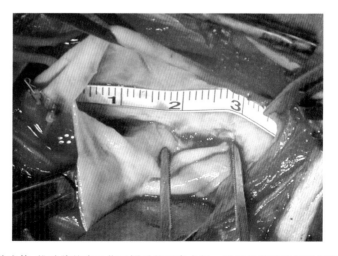

图 3.32 打开椎静脉瘤体，椎动脉的瘘口位于镊子的两齿之间。通过导管球囊暂时阻断了瘘口上下方的椎动脉。

的临床后果(卒中)。颈动脉放射性损伤的后果还有可能在 20 年之后才表现出来,但因头颈部肿瘤接受放疗的患者的预期寿命有限,因而无法验证该假设。

随访发现,头颈部肿瘤接受放疗的患者中动脉粥样硬化斑块的厚度显著大于未接受放疗者[57]。这一发现提示:放疗可能不仅仅能够对颈动脉和椎动脉造成新的类似粥样硬化的损伤,同时也能够加重原有的粥样硬化性病变。

总的来说,放射造成的动脉损伤可发生于放疗后多年,表现为大量粥样硬化病变,常常累及非常规部位。

椎动脉夹层和脊椎按摩疗法

从力学角度说,我们颅外段的颈部动脉是黏弹性的管道结构。因此,当它被慢慢拉伸时(如当转动颈部 90°来看侧方),管壁接受的机械应力远远小于被猛然拉伸时(如车祸中颈部被突然折向一方)。

脊椎按摩疗法中“高冲力”颈部旋转动作已被证实为 VA 夹层及后续致死性卒中的原因。这一发现最早是由 Pratt-Thompson 于 1947 年报道的,他发现两名接受脊椎按摩疗法的患者治疗后发生了椎-基底动脉卒中,并在基底动脉和小脑后下动脉中发现了血栓。实验已证实哪怕是 10%的范围不大的延长也能导致 VA 管壁破裂。Ivancic[45]证实如果颈部受力之前处于旋转位,一个来自后方的冲击力将导致 VA 延长得更多。

基于自我报告,脊椎按摩疗法导致的椎-基底动脉卒中发生率非常低:1/130 万~1/40 万疗程。基于人群的对照研究(其数据来源于椎-基底动脉卒中的入院记录)及脊椎按摩疗法的账单记录则显示了更高的发生率,为 1.3/10 万疗程。虽然卒中的发生率低,但颈部按摩导致的椎-基底动脉卒中后果十分严重:52%的患者将留下永久性神经障碍,并有 5%~18%的患者死亡[59-61]。根据脊柱按摩疗法后发生后循环梗死两者的时间关系,可推断出两者之间的因果关系。上述基于人群的研究[58]还发现,因 VA 夹层或闭塞出现神经系统障碍而入院的年轻患者(<45 岁),和与之匹配的对照组相比,前者因颈部疼痛接受脊柱按摩疗法的比例要高出 5 倍。

关于脊柱按摩疗法的一种安慰性解释认为,在某些病例中,该疗法可能使原有的一些小的损伤扩大了。颈部疼痛是自发性 VA 夹层的一个常见表现,而又往往是患者接受脊柱按摩疗法的原因。颈部疼痛常常继发于损伤,运动性的损伤并不少见(图 3.5),也可能发生于患有结缔组织病的患者。此时施加高冲击力的按摩,可能导致原先因外伤导致但停留在初始阶段的 VA 夹层发生病态的延伸,或在结缔组织病(马方综合征、Ehler-Danlos 综合征等)患者身上造成了夹层。

颈动脉痛的提出

“颈动脉痛(carotidynia)”这一术语是 1927 年由 Fay[62]首次提出的,当时他用来描述发生于颈动脉上的颈部疼痛。十分不寻常的是,这一起初用来描述症状的词语变为了一个特定的疾病名称,用于定义单侧的颈动脉产生的疼痛和压痛。颈动脉痛在 40 年前还是一个不为大家熟知的生僻词,但是被报道的诊断并不少。这一疾病被定义为病因学不明的自限性炎症疾病,持续数周,表现为起源于颈动脉鞘的疼痛,但少数患者进行了影像学检查,却没有表现出颈动脉鞘的炎症性增厚。

通过回顾文献报道的病例,Biousse[63]指出疼痛的表现具有很大的不一致性,如颈动脉触诊时的压痛程度以及症状的持续时间。仅有少数报道的病例接受了影像学研究。在一些可获取的影像学资料中,可见其他动脉疾病,如夹层、囊性中层坏死或斑块内出血,这些都是导致颈部疼痛可能的原因。

　　Biousse 明智地提出,这些患者所表现的颈部疼痛和(或)颈动脉压痛可能是某些血管性(夹层、斑块内出血)和非血管性(偏头疼、淋巴结炎等)疾病的局部表现。他得出结论:"颈动脉痛"这一术语并不表示一个特定的疾病,故应当废弃。

(杨俊林 邹思力 吴永发 译　钱振宇 吴鉴今 曲乐丰 校)

参考文献

1. Tomandl BF, Klotz E, Handschu R, et al. Comprehensive imaging of ischemic stroke with multisection CT. *Radiographics*. 2003;23:565–592.
2. Berguer R, Sieggreen MY, Lazo A, Hodakowski GT. The silent brain infarct in carotid surgery. *J Vasc Surg*. 1986;3:442–447.
3. Culebras A, Kase CS, Masdeu JC, et al. Practice guidelines for the use of imaging in transient ischemic attacks and acute stroke. A report of the Stroke Council, American Heart Association. *Stroke*. 1997;28:1480–1497.
4. Schellinger PD, Richter G, Kohrmann M, Dorfler A. Noninvasive angiography (magnetic resonance and computed tomography) in the diagnosis of ischemic cerebrovascular disease. Techniques and clinical applications. *Cerebrovasc Dis*. 2007;24(suppl 1):16–23.
5. Glagov S, Bassiouny HS, Sakaguchi Y, Goudet CA, Vito RP. Mechanical determinants of plaque modeling, remodeling and disruption. *Atherosclerosis*. 1997;131(suppl):S13–S14.
6. Russell DA, Wijeyaratne SM, Gough MJ. Changes in carotid plaque echomorphology with time since a neurologic event. *J Vasc Surg*. 2007;45:367–372.
7. Biasi GM, Froio A, Diethrich EB, et al. Carotid plaque echolucency increases the risk of stroke in carotid stenting: the imaging in carotid angioplasty and risk of stroke (ICAROS) study. *Circulation*. 2004;110:756–762.
8. Sabetai MM, Tegos TJ, Nicolaides AN, et al. Hemispheric symptoms and carotid plaque echomorphology. *J Vasc Surg*. 2000;31:39–47.
9. Mettinger KL. Fibromuscular dysplasia and the brain. II. Current concept of the disease. *Stroke*. 1982;13:53–58.
10. Mettinger KL, Ericson K. Fibromuscular dysplasia and the brain. I. Observations on angiographic, clinical and genetic characteristics. *Stroke*. 1982;13:46–52.
11. Slovut DP, Olin JW. Fibromuscular dysplasia. *N Engl J Med*. 2004;350:1862–1871.
12. Redekop GJ. Extracranial carotid and vertebral artery dissection: a review. *Can J Neurol Sci*. 2008;35:146–152.
13. Chaves C, Estol C, Esnaola MM, et al. Spontaneous intracranial internal carotid artery dissection: report of 10 patients. *Arch Neurol*. 2002;59:977–981.
14. Fullerton HJ, Johnston SC, Smith WS. Arterial dissection and stroke in children. *Neurology*. 2001;57:1155–1160.
15. Calvet D, Boutouyrie P, Touze E, Laloux B, Mas J-L, Laurent S. Increased stiffness of the carotid wall material in patients with spontaneous cervical artery dissection. *Stroke*. 2004;35:2078–2082.
16. Boutouyrie P, Germain DP, Fiessinger J-N, Laloux B, Perdu J, Laurent S. Increased carotid wall stress in vascular Ehlers-Danlos syndrome. *Circulation*. 2004;109:1530–1535.
17. Dittrich R, Heidbreder A, Rohsbach D, et al. Connective tissue and vascular phenotype in patients with cervical artery dissection. *Neurology*. 2007;68:2120–2124.
18. Guillon B, Peynet J, Bertrand M, Benslamia L, Bousser M-G, Tzourio C. Do extracellular-matrix-regulating enzymes play a role in cervical artery dissection? *Cerebrovasc Dis*. 2007;23:299–303.
19. Stemper BD, Yoganandan N, Pintar FA. Methodology to study intimal failure mechanics in human internal carotid arteries. *J Biomech*. 2005;38:2491–2496.
20. Pelkonen O, Tikkakoski T, Pyhtinen J, Sotaniemi K. Cerebral CT and MRI findings in cervicocephalic artery dissection. *Acta Radiol*. 2004;45:259–265.
21. Paciaroni M, Caso V, Agnelli G. Magnetic resonance imaging, magnetic resonance and catheter angiography for diagnosis of cervical artery dissection. *Front Neurol Neurosci*. 2005;20:102–118.
22. Vertinsky AT, Schwartz NE, Fischbein NJ, Rosenberg J, Albers GW, Zaharchuk G. Comparison of multidetector ct angiography and MR imaging of cervical artery dissection. *Am J Neuroradiol*. 2008;29:1753–1760.
23. Baumgartner RW, Bogousslavsky J. Clinical manifestations of carotid dissection. *Front Neurol Neurosci*. 2005;20:70–76.
24. Lucas C, Moulin T, Deplanque D, Tatu L, Chavot D. Stroke patterns of internal carotid artery dissection

in 40 patients. *Stroke*. 1998;29:2646–2648.

25. Benninger DH, Georgiadis D, Kremer C, Studer A, Nedeltchev K, Baumgartner RW. Mechanism of ischemic infarct in spontaneous carotid dissection. *Stroke*. 2004;35:482–485.

26. Touze E, Gauvrit JY, Moulin T, Meder JF, Bracard S, Mas JL. Risk of stroke and recurrent dissection after a cervical artery dissection: a multicenter study. *Neurology*. 2003;61:1347–1351.

27. Schievink WI. Spontaneous dissection of the carotid and vertebral arteries. *N Engl J Med*. 2001;345:467–467.

28. Bassetti C, Carruzzo A, Sturzenegger M, Tuncdogan E. Recurrence of cervical artery dissection. A prospective study of 81 patients. *Stroke*. 1996;10:1804–1807.

29. Menon R, Kerry S, Norris JW, Markus HS. Treatment of cervical artery dissection: a systematic review and meta-analysis. *J Neurol Neurosurg Psychiatr*. 2008;79:1122–1127.

30. Faggioli GL, Freyrie A, Stella A, et al. Extracranial internal carotid artery aneurysms: results of a surgical series with long-term follow-up. *J Vasc Surg*. 1996;23:587–594; discussion 594–585.

31. de Jong KP, Zondervan PE, van Urk H. Extracranial carotid artery aneurysms. *Eur J Vasc Surg*. 1989;3:557–562.

32. McCollum CH, Wheeler WG, Noon GP, DeBakey ME. Aneurysms of the extracranial carotid artery. Twenty-one years' experience. *Am J Surg*. 1979;137:196–200.

33. El-Sabrout R, Cooley DA. Extracranial carotid artery aneurysms: Texas Heart Institute experience. *J Vasc Surg*. 2000;31:702–712.

34. Moreau P, Albat B, Thevenet A. Surgical treatment of extracranial internal carotid artery aneurysm. *Ann Vasc Surg*. 1994;8:409–416.

35. Rosset E, Albertini JN, Magnan PE, Ede B, Thomassin JM, Branchereau A. Surgical treatment of extracranial internal carotid artery aneurysms. *J Vasc Surg*. 2000;31:713–723.

36. Zwolak RM, Whitehouse WM Jr, et al. Atherosclerotic extracranial carotid artery aneurysms. *J Vasc Surg*. 1984;1:415–422.

37. Dias Da Silva A, O'Donnell S, Gillespie D, Goff J, Shriver C, Rich N. Malignant carotid body tumor: a case report. *J Vasc Surg*. 2000;32:821–823.

38. Kruger AJ, Walker PJ, Foster WJ, Jenkins JS, Boyne NS, Jenkins J. Important observations made managing carotid body tumors during a 25-year experience. *J Vasc Surg*. 2010;52:1518–1523.

39. Vandy FC, Sisk G, Berguer R. Synchronous carotid body and thoracic paraganglioma associated with a germline sdhc mutation. *J Vasc Surg*. 2011;53:805–807.

40. Uzun L, Ugur MB, Ozdemir H. Cervical sympathetic chain schwannoma mimicking a carotid body tumor: a case report. *Tumori*. 2005;91:84–86.

41. DeKleyn A, Nieuwenhuyse P. Schwindelanfalle und nystagmus bei einer bestimmten stellung des kopfes. *Acta Otolaryngol*. 1927;11:155–157.

42. Tissington Tatlow WF, Bammer HG. Syndrome of vertebral artery compression. *Neurology*. 1957;7:331–340.

43. Weintraub MI, Khoury A. Critical neck position as an independent risk factor for posterior circulation stroke. A magnetic resonance angiographic analysis. *J Neuroimaging* 1995;5:16–22.

44. Lee V, Riles TS, Stableford J, Berguer R. Two case presentations and surgical management of bow hunter's syndrome associated with bony abnormalities of the c7 vertebra. *J Vasc Surg*. 2011;53:1381–1385.

45. Ivancic PC, Ito S, Tominaga Y, Carlson EJ, Rubin W, Panjabi MM. Effect of rotated head posture on dynamic vertebral artery elongation during simulated rear impact. *Clin Biomech* 2006;21:213–220.

46. Johnson CP, How T, Scraggs M, West CR, Burns J. A biomechanical study of the human vertebral artery with implications for fatal arterial injury. *Forensic Sci Int*. 2000;109:169–182.

47. Biffl WL, Moore EE, Offner PJ, Burch JM. Blunt carotid and vertebral arterial injuries. *World J Surg*. 2001;25:1036–1043.

48. Friedman D, Flanders A, Thomas C, Millar W. Vertebral artery injury after acute cervical spine trauma: rate of occurrence as detected by MR angiography and assessment of clinical consequences. *Am J Roentgenol*. 1995;164:443–447; discussion 448–449.

49. Willis BK, Greiner F, Orrison WW, Benzel EC. The incidence of vertebral artery injury after midcervical spine fracture or subluxation. *Neurosurgery*. 1994;34:435–441; discussion 441–432.

50. Giacobetti FB, Vaccaro AR, Bos-Giacobetti MA, et al. Vertebral artery occlusion associated with cervical spine trauma. A prospective analysis. *Spine*. 1997;22:188–192.

51. Burke JP, Gerszten PC, Welch WC. Iatrogenic vertebral artery injury during anterior cervical spine surgery. *Spine*. 2005;5:508–514; discussion 514.

52. Inamasu J, Guiot BH. Vascular injury and complication in neurosurgical spine surgery. *Acta Neurochir (Wien)*. 2006;148:375–387.

53. Madawi AA, Casey AT, Solanki GA, Tuite G, Veres R, Crockard HA. Radiological and anatomical evaluation of the atlantoaxial transarticular screw fixation technique. *J Neurosurg*. 1997;86:961–968.

54. Shintani A, Zervas NT. Consequence of ligation of the vertebral artery. *J Neurosurg*. 1972;36:447–450.

55. Berguer R, Joel Feldman J, Wilner H, Lazo A. Arteriovenous vertebral fistulae: cure by combination of operation and detachable intravascular baloon. *Ann Surg*. 1982;196:65–68.

56. Fajardo LF, Lee A. Rupture of major vessels after radiation. *Cancer*. 1975;36:904–913.

57. Moritz MW, Higgins RF, Jacobs JR. Duplex imaging and incidence of carotid radiation injury after high-

dose radiotherapy for tumors of the head and neck. *Arch Surg*. 1990;125:1181–1183.

58. Rothwell DM, Bondy SJ, Williams JI. Chiropractic manipulation and stroke: a population-based case-control study. *Stroke*. 2001;32:1054–1060.

59. Assendelft WJ, Bouter LM, Knipschild PG. Complications of spinal manipulation: a comprehensive review of the literature. *J Fam Pract*. 1996;42:475–480.

60. Frisoni GB, Anzola GP. Vertebrobasilar ischemia after neck motion. *Stroke*. 1991;22:1452–1460.

61. Reuter U, Hamling M, Kavuk I, Einhaupl KM, Schielke E. Vertebral artery dissections after chiropractic neck manipulation in germany over three years. *J Neurol*. 2006;253:724–730.

62. Fay T. Atypical facial neurlgia. *Arch Neurol Psyhchiat*. 1927;18:309–315.

63. Biousse V, Bousser MG. The myth of carotidynia. *Neurology*. 1994;44:993–995.

第 **4** 章

主动脉弓上血管的手术

升主动脉弓分支血管的修复可采取两种路径：直接经胸骨入路或经远处的颈部切口入路。

胸骨上段正中切口的开胸修复

胸骨上段正中切口 * 较传统的全胸骨切开具有非常明显的优点：下胸骨仍保持完整，因而下半部胸腔仍能得到有效的固定，并且胸部切口小，胸骨切缘不易于移动，从而减轻了术后疼痛，并保证了呼吸功能。

沿胸锁乳突肌前方肌腱至胸骨上切迹做长约 1 英尺(1 英尺=30.48cm)的切口，从胸骨上切迹开始沿胸骨中线的切口可分为三段(图 4.1)。切断胸骨上切迹后的纤维韧带。将上部胸骨锯至 T3-T4 水平，在该水平旋转锯，在右半胸骨做一凹口并不完全切断。之后，用被部拉钩将胸骨缓慢牵拉开，这时此缺口处仅骨膜下骨质被分离。

分开可能有所重叠的胸腺两叶，并分离汇入头臂静脉的胸腺静脉和甲状腺最下静脉。将头臂静脉在正中线两旁分离出 4cm。

在轻轻张开牵拉器的同时，仔细观察并触诊暴露的头臂静脉以确定其不被过度拉伸。操作不当可能导致头臂静脉与上腔静脉汇合处被撕裂，从而难以修复并造成难以控制的后果。

心包膜位于胸腺下方，现将其向上牵拉并打开以暴露升主动脉。可在心包切缘置一缝线，并悬吊于胸骨拉钩以使其开放，清除包绕在升主动脉上的一些脂肪组织，以便之后的夹闭。夹闭的位置应事先检查，明确是否存在动脉粥样硬化斑块和钙化(术前 CTA 可以明确该部位是否有钙化和斑块形成)。

解剖并将无名动脉显露至右侧颈总动脉和锁骨下动脉分叉处。为了暴露无名动脉全程，必须离断胸骨甲状肌及胸骨舌骨肌。在解剖无名动脉分叉处时，必须非常注意以下两个位置以避免损伤喉返神经。喉返神经在向甲状腺走行过程中，一处贴近锁骨下动脉起始段的下壁，另一处紧挨着该处颈总动脉后壁并在后方穿过。后一种情况，文献少有报道，而我们用直角钳夹闭颈总动脉起始部时可能会损伤喉返神经。

分离右颈总动脉和右锁骨下动脉后，可以部分夹闭升主动脉[1]，为旁路手术的近端吻合做准备 (图 4.2)。夹闭升主动脉无需肝素化，也无需将动脉压降至 80mmHg。阻断钳使用 Lemole-Strong 钳，这种钳子可以避免钳口滑落并为安全吻合主动脉留置较大的边缘。当钳子

---

* 1983 年，在一次升主动脉至无名动脉的旁路手术中，由于对胸锯控制不佳而无意中在 T4 水平切开了右半侧胸骨，我将一个小型的儿科胸骨拉钩置于胸骨的上半部，发现 V 型切口同胸骨完全切开一样可以很好地暴露升主动脉。自此，我便用这种部分胸骨切开的方法来进行升主动脉重建，除非一些个例需要暴露左侧锁骨下动脉。

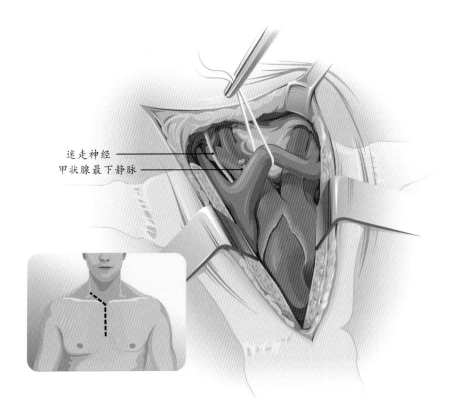

迷走神经 ——
甲状腺最下静脉 ——

图 4.1   经胸骨上段正中切口暴露升主动脉。

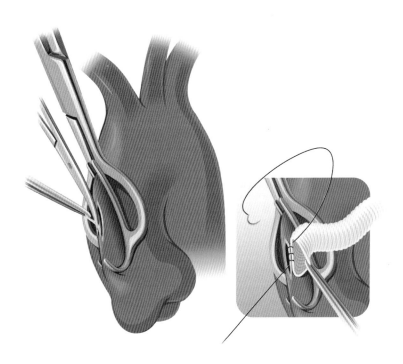

图 4.2   使用 Lemole-Strong 钳部分夹闭升主动脉。

夹闭升主动脉后,需注意观测桡动脉搏动波形数量和质量上的变化,以避免过度钳夹升主动脉导致心室流出道阻塞。

在夹闭的主动脉上置一 19G 针以检验夹闭是否完成。在主动脉上做纵向切口,从一切缘处移除少许组织。取一 10 号直管作为移植物以替换无名动脉,将其近端斜行切断,以进行与升主动脉切线方向的吻合。采用 4-0 聚丙烯线缝合。在此之前,为避免缝线松弛,每缝合一针可用精细的神经拉钩加固。在完成吻合前,可将患者置于 15°头低脚高位(Trende-lenburg 位),以将潴留在主动脉内的空气赶至移植物内并排出,而不致逃逸到更远端的主动脉弓。

旁路移植物越过头臂静脉,与无名动脉吻合于其分叉的近端。也有文献指出可将移植物置于头臂静脉后方。如果拟行吻合的旁路移植物的起始端就是原自身无名动脉的起始部位,该方法也可行。但如果拟吻合的旁路移植物的起始端在原自身无名动脉的起始部位近端6~7cm 处,并且位于无名动脉前端(图 4.3),将移植物放置在头臂静脉下方则可能会压迫移植物,并且头臂静脉自身也会变得扭曲。

远端吻合时需肝素化,并且需夹闭右颈总动脉及右锁骨下动脉。在无钙化斑块的位置夹闭无名动脉。在无名动脉分叉下方约 10mm 处离断无名动脉,并在分叉前方将旁路移植物吻合于无名动脉远端的断端(图 4.4 和图 4.5)。

最常见的升主动脉血管重建术是带有左颈总动脉分支的主动脉–远端无名动脉旁路术(图 4.6)。当需要重建左颈总动脉时,8 号直型移植物可以与 10 号主移植物的左侧壁吻合。有时起源于升主动脉的旁路移植物需要与颈总动脉分叉处的一侧或双侧吻合。

专家推荐,选择带有 8 号旁侧分支的与左颈总动脉吻合的 10 号人工血管进行升主动脉–无名动脉旁路移植,要优于市面上的分叉人工血管(图 4.7)。如果使用标准分叉的移植物,应该选择分叉直径为 8mm 的 16 号移植物,以匹配颈总动脉的直径。这种 16 号移植物的近端必须进行裁剪以与升主动脉斜行切面吻合,这样较大面积的吻合口势必在主动脉上形成一个较大的开口,也必须更多地钳夹主动脉。此外,位于前纵隔的 16 号移植物可压迫头臂

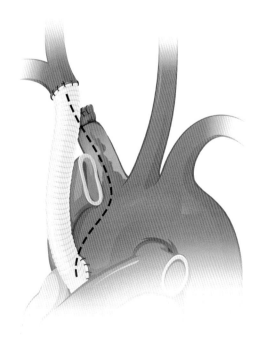

图 4.3　为保证旁路移植过程顺畅无阻,故将移植物置于头臂静脉前方。

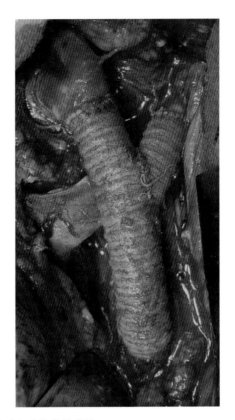

图 4.4　已完成的主动脉–远端无名动脉旁路移植。

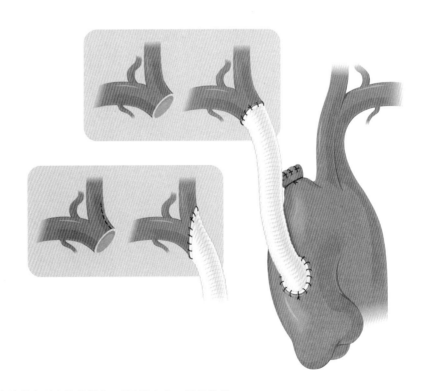

图 4.5　在最易出现斑块的部位,对远端吻合口进行修整。

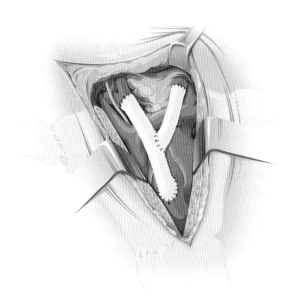

图 4.6　最常见的术式:经胸骨上段切开进行主动脉–无名动脉–左颈总动脉旁路移植。

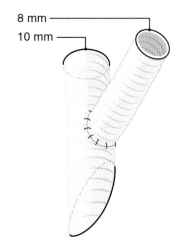

图 4.7　近端斜面吻合口增加了吻合面的周径。

静脉,其自身也受胸骨挤压。

　　选择 10 号/8 号型管的另一个原因是其更符合人体血流动力学原理。从动力学的角度,理想的动脉分叉处面积比为 1.16。10 号主管与 8 号分支的面积比为 1.64,而市售的 16×8 分叉型移植物的面积比为 4.61。这将导致管面分叉处压力下降,以及反射波比例增加。我不明确血流环境的紊乱对治疗结果会产生什么样的影响,但认为这种小面积且结构更符合生理学原理的 10+8 号管的效果更好。

　　如果远端吻合口将建立在颈动脉分叉处的任一分支上,最有效的方法是在分叉处下方 3mm 的地方离断颈总动脉。若同时有行颈动脉内膜剥脱术的指征,则应行 II 型外翻式,人工血管与分叉部位行端–端吻合(图 4.8),无名动脉残端用 4-0 线连续缝合。

颈部旁路术

　　大部分的颈部旁路手术旨在从同侧的颈总动脉重建锁骨下动脉,反之亦然[2]。而颈总动

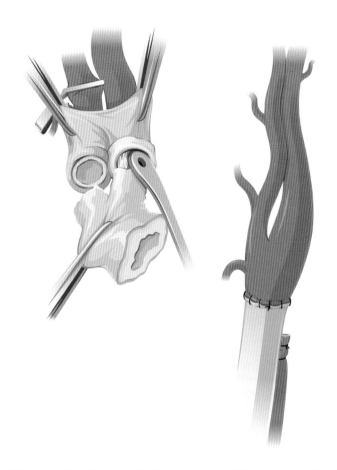

图 4.8　颈动脉分叉部行Ⅱ型外翻式颈动脉内膜剥脱术后,人工血管远端与分叉处进行吻合。

脉–对侧颈总动脉旁路术和锁骨下动脉与对侧颈总动脉或颈内动脉旁路术较少见。所有经胸骨中线的血管重建术都会应用下文描述的经咽后路径。

从同侧锁骨下动脉重建颈总动脉的适应证是,颈总动脉起始部存在严重的引起症状的病变。最佳的解决方案是将颈总动脉转流至锁骨下动脉。在颈部做一个足够长的切口,以保证颈总动脉可解剖至前纵隔,从而转流至锁骨下动脉。后者通常容易实现。锁骨下动脉的吻合口通常位于第 2 至第 3 节段。如果长度允许,我更倾向于将颈总动脉吻合至第三节段,在前斜角肌外侧缘与臂丛前束之间。这样更容易到达锁骨下动脉,同时可避免完全离断前斜角肌,并无需过多游离隔神经。

转位和旁路都用于从颈总动脉重建锁骨下动脉。转位是一项非常好的技术,但需要更精确的解剖位置,以离断前斜角肌,并将颈部切口控制在上纵隔的锁骨下近段区域。如果手术是为了解除来自位于锁骨下动脉第一节段的斑块引起的栓塞,转位是较好的方法,因为它杜绝了来自锁骨下动脉的斑块栓塞的可能,并且只需一个吻合口,方法简单,还避免了异体材料。如果这种从颈总动脉的锁骨下动脉重建是为了保护锁骨下动脉,这时需在主动脉的起始部用一主动脉移植物对其加以覆盖,应用旁路术更为快捷。

颈动脉–锁骨下动脉旁路术

平行于锁骨的 5cm 短切口可充分暴露颈总动脉及锁骨下动脉。锁骨下动脉第 3 节段位于臂丛前束与前斜角肌外侧缘之间的间隙中,比较容易暴露(图 4.9)。第一步将覆盖于前斜角肌前方的脂肪垫与周围组织分离,但中上份予以保留,以作牵拉之用。离断肩胛舌

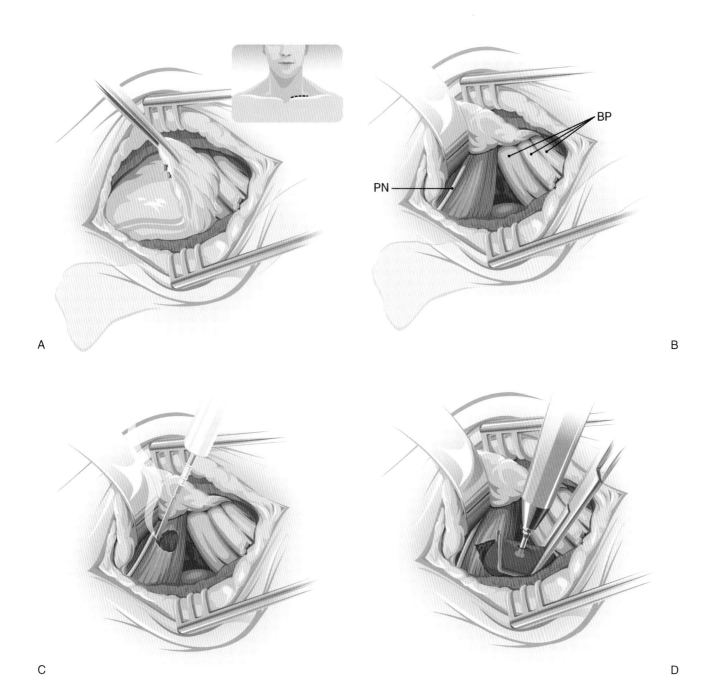

A

B

C

D

图 4.9 颈总动脉–锁骨下动脉旁路术步骤：(A)在内侧保留处提起已分离前斜角肌前方的脂肪垫。(B)暴露由锁骨下动脉、臂丛前束和前斜角肌组成的三角区。(C)部分分离前斜角肌外侧缘。(D)在锁骨下动脉上打孔；(E)吻合于锁骨下动脉。(F)完成旁路移植术。(待续)

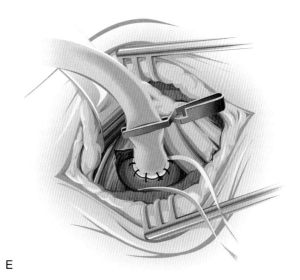
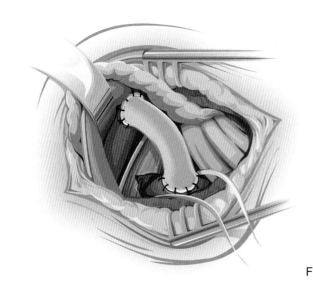

E

F

图 4.9(续)

骨肌,将肩胛横动脉和静脉在结扎点处分离。由臂丛前束和前斜角肌形成的倒 V 区可见锁骨下动脉。如果患者肥胖并且暴露受限,可切断前斜角肌外侧部,这时需要分清拟切断处内侧方的膈神经。锁骨下动脉第 3 节段有一颈升支无需离断,因为在吻合时可以一起钳夹阻断。

将移植物吻合于锁骨下动脉打孔(5mm)处。移植物从颈静脉下方穿过,与颈总动脉在外侧壁行端端吻合。

跨越中线经咽后间隙旁路术

将气管插管固定于前额中线,以确保在术中两侧都切开的情况下,颈部仍可以旋转。通过同样的切口经咽后间隙 * 暴露颈动脉分叉。分离出颈总动脉后(图 4.10),可以辨别出其后行走的交感干[3,4]。手术者用手指在交感干方向后侧分离,沿中线直至椎前层,此处可扪及颈椎椎体前部。到达颈中线后,开始将手指上下游行于两椎体水平,预留出足够的空间以备后来的移植物通过。上述步骤完成后,用手指的背部将患者喉部与椎体分离。如果这时拟行锁骨下动脉-对侧颈总动脉旁路术,在锁骨下区域用手指在前斜角肌和颈长肌前分离直至准确无误地到达椎体前表面,即可触及咽后间隙。

我们在颈部两侧遵循同样的步骤,形成一个椎前通道以便人工血管从一侧到达另一侧。经咽后间隙的两侧颈总动脉的距离约为 5cm, 如果旁路经气管前方经过, 则距离会增加至10cm(图 4.11 和图 4.12)。

有学者提出了将人工血管移植物置于椎前可能会影响咽部功能[5]。在对最初的 6 例咽后旁路术后患者行内镜复查时,我并未发现在咽后壁有人工血管膨出。迄今为止,47 例患者中

---

* 咽后间隙这一理念来自对狗的实验, 目的在于探寻移植静脉中轴向流速率与血管内膜增生之间的关系[3]。我们想用股静脉移植物替换颈总动脉,然后越过颈部将对侧颈动脉吻合于移植静脉的中部。如此一来,移植物近端和远端的唯一差异就是血流速率,近端速率约是远端的 2 倍。在气管两侧分离颈动脉之后,提拉气管和咽部, 可以轻易将对侧颈动脉牵拉过中线并吻合于移植静脉。两侧颈动脉之间的距离在椎骨前平面只有3.5cm。巧合的是,人类右锁骨下动脉也落于该平面。

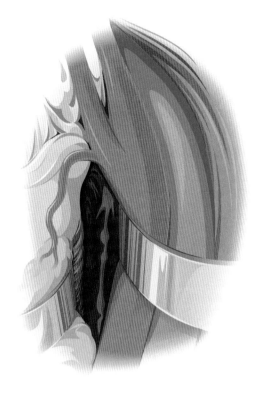

图 4.10　进入咽后间隙并在此分离出一通路。

仅有 1 例出现短暂的吞咽困难。吞咽测试显示，该患者为咽收缩肌障碍 *。

　　咽后间隙是一个虚拟的空间，但当我们用手指穿过咽后间隙，并在两椎体前方建立这一空间时，形成的人为隧道不会压迫置入的人工血管。我曾治疗过一例有颈部放疗史的患者，术中使用环形人工血管，当头部处于伸位时，咽后隧道内行探查的手指有明显受

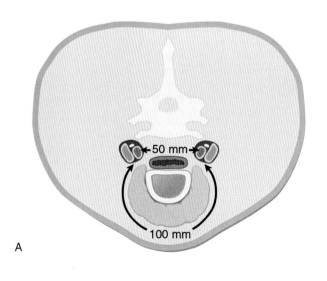

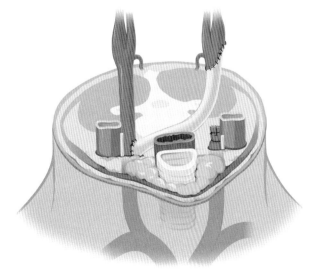

图 4.11　经咽后路径的距离是经气管前路径的一半。

---

* 该患者暂时性吞咽困难的可能原因与在建造通道时，将咽后部与附着的中线软组织过多分离有关，从而造成舌咽神经轻度瘫痪。

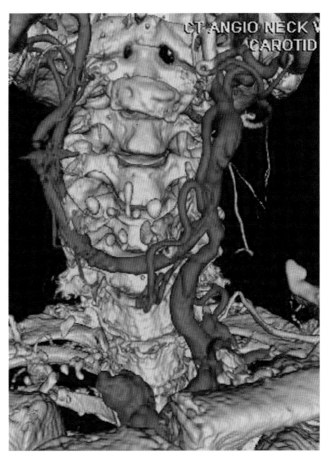

图 4.12　该患者仅左侧颈总动脉从主动脉弓分支,其通过咽后颈动脉旁路获得右侧颈动脉的供血。

压的感觉。我未曾遇到任何来自于骨骼或肌腱对人工血管(通常 7~8mm)的外在压迫。因为我从未将大隐静脉用于主动脉弓上分支的血管重建,因此其结果如何不得而知。

经咽后的路径长度是经气管前路径的一半,从而提供了一个更短也更好的血管旁路。此外,不同于传统的气管前旁路,它不会影响将来可能需要的气管切开术或正中胸骨切开术,而对于累及主动脉干的进展为动脉粥样硬化患者的影响并不少见。当来自主动脉弓的颈部血管仅一侧开放有血流时,咽后旁路是重建对侧血流的简单途径(图 4.13),无需切开胸骨。

对于无名动脉症状性病变,可采用经颈部的咽后路径旁路术(图 4.14)。做锁骨上短切口以暴露左锁骨下动脉第 3 节段。做颈动脉区切口并向后方反向延长,可暴露右侧颈总动脉和右侧锁骨下动脉。自左侧将手指在前斜角肌前方(经颈长肌)滑行分离直到触及椎体前唇,咽后隧道即形成。

在右侧,分离颈总动脉与颈内静脉,在其起始处近端分离。如果手术的目的在于解除无名动脉阻塞而非治疗可引起栓塞的斑块,低位颈总动脉的逆向血流可供应锁骨下动脉和椎动脉。如果手术需要排除无名动脉的病变(证据提示栓塞),则采用左锁骨下–右颈总动脉旁路术(通常使用 7mm 聚四氟乙烯人造血管)开放远端血管。解剖右颈总动脉直至靠近其起始部位,游离颈总动脉近端,将其在颈内静脉下方越过迷走神经移位并与锁骨下动脉上壁作端侧吻合(图 4.15)。

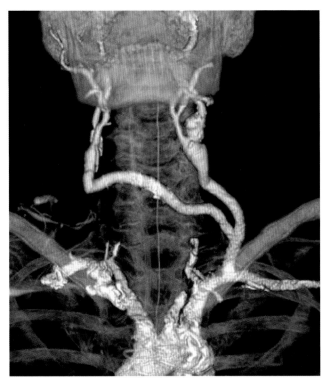

图 4.13 自左侧锁骨下动脉重建双侧颈动脉血运。

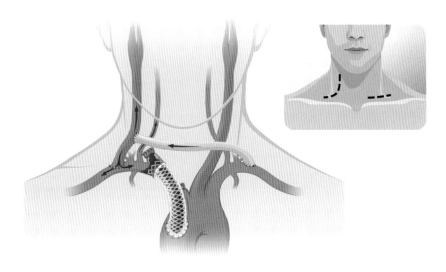

图 4.14 对一例之前置入无名动脉支架发生堵塞并引起症状的患者行经颈旁路术,该患者因冠状动脉和瓣膜疾病曾两次切开胸骨行手术治疗。

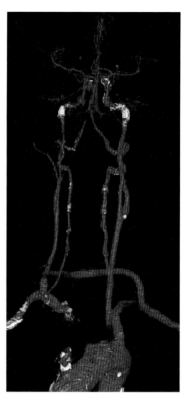

图 4.15　症状性无名动脉堵塞的咽后血运重建。

注意事项

为避免撕裂头臂静脉,需要小心缓慢地撑开胸骨牵拉器,同时仔细观察并触摸以监测并感觉施加在该静脉上的张力。

在钙化斑块部位部分钳夹升主动脉可导致局部夹层、血管壁破裂或远端栓塞。术前 CTA 或直接检查可以明确需要避免钳夹的病变区域。如果近端吻合完成后开放钳夹时发现管壁撕裂,最好用心肺转流诱导深低温停循环,随后修补。上腔静脉放置好静脉回路套管后,已与升主动脉行吻合的 10 号人工血管可置于动脉通路上。

当修复结束后在纵隔放置引流管时, 需将一长夹闭钳深入胸骨后方以将引流管自剑突下送出。这时必须将夹闭钳紧贴未行切开的下段胸骨前行,否则很容易伤及右心室。

若左侧椎动脉发自低位左侧锁骨下动脉(发生率为 3%),试图将锁骨下动脉转流至颈总动脉时可能会遇到困难,因为经颈部切口难以在锁骨下动脉进行解剖和分离操作。在这种情况下,在将锁骨下动脉转流至颈总动脉前,应先将椎动脉转流到附近的部位。

在行主动脉–无名动脉旁路时,最重要的是可靠的中心血压监测。血压过低会极大地降低脑灌注。广泛外周血管病变的患者通常也存在锁骨下动脉和髂股节段的病变,这时通过外周血管的血压监测变得不可靠, 这时将一导管直接置入主动脉可保证可靠的血压监测 (图 4.16)。

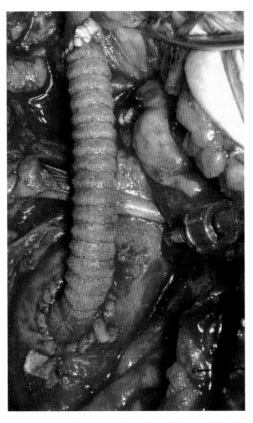

图 4.16　对于肢端血管存在广泛的动脉粥样硬化病的患者,可将一短导管置入主动脉弓以准确地监测血压变化。

主动脉弓上血管重建术的手术风险(1981~2010 年)

	n	卒中		死亡	
		n	%	n	%
经胸手术	146	9	6.0	7	4.0
经颈手术	263	7	2.0	1	0.4

(贺元　邹思力　柏骏　译　高鹏　黄通　陈忠　校)

参考文献

1. Berguer R, Morasch MD, Kline RA. Transthoracic repair of innominate and common carotid artery disease: immediate and long-term outcome for 100 consecutive surgical reconstructions. *J Vasc Surg.* 1998;27:34–42.
2. Berguer R, Morasch MD, Kline RA, Kazmers A, Friedland MS. Cervical reconstruction of the supra-aortic trunks: a 16-year experience. *J Vasc Surg.* 1999;29:239–248.
3. Berguer R, Reddy D. Intimal hyperplasia. *Arch Surg.* 1980;115:332–335.
4. Berguer R. The short retropharyngeal route for arterial bypass across the neck. *Ann Vasc Surg.* 1986;1:127–129.
5. Berguer R. Revascularization by the retropharyngeal route for extensive disease of the extracranial arteries. *J Vasc Surg.* 1984;1994:217–215.

第 5 章

颈内动脉手术

颈动脉手术适应证

对于根据颈动脉狭窄程度选择介入治疗或手术尚缺乏统一的标准。这就会导致忽视了一部分病变的治疗,或对那些应采用开放手术的患者放弃了介入治疗。目前通常在不会增加手术的风险或降低期待的生活质量的前提下,对于无症状的,颈内动脉狭窄程度为 70%~99% 的患者考虑行颈动脉内膜切除术是可以被接受的。由于我们过于重视 70% 这一干预临界值,从而导致对一些有症状但狭窄程度不及 70% 存在普遍的病理学特点:低密度斑块、溃疡等的患者处理不当;或对一些无症状的,良性病变导致狭窄程度超过 70% 的患者进行手术。

此外,也有一些病变尽管没有临床症状,但在 CT 上表现为同侧潜在的梗死灶。原因是某些重要部位栓塞却没有明显的临床表现。然而,潜在的梗死灶会导致大脑退化并表现为 TIA 或卒中。将此类影像学征象应用于有症状患者的干预标准有重要意义。但有两种颈动脉狭窄不足 70% 的患者不适用此标准:一种是有潜在梗死灶[1]的患者,其斑块提示他们存在栓塞的潜在风险;另一种是有症状的患者(半球症状/眼部症状的 TIA 发作或卒中),在颈动脉分叉处存在特殊结构特征的斑块(如深溃疡或表面血栓),这些结构特征可能导致栓塞。

手术体位和保护性干预

患者仰卧,垫起肩部,以防止头部过伸或者支撑不足。将患者头转向术者对侧。术前建议检查患者颈部,避免当患者被置于脑灌注源于椎动脉的体位时,极少数患者会因颈部旋转时 VA 被阻挡而出现血供不足。

颈动脉内膜切除术的术中用药如下:肝素,10 000 单位,静滴;右旋糖酐 40,100mL,推注(加 50mL/h×3);地塞米松,10mm,静滴。

因为越来越多的患者采用经皮穿刺腔内治疗的方法,基本的肝素剂量 10 000 单位或许不能实现所需的 300s 的凝血时间,可以追加 5000 单位。

右旋糖酐由不同长度的葡萄糖链组成,因此含有不同分子量的多糖。在临床医学中所使用的右旋糖酐 40,是一种低分子量的葡聚糖(40 000 道尔顿),更容易由肾脏排出。约 75% 的右旋糖酐 40 可以在 24h 内排出体外。右旋糖酐 40 可以提高红细胞和血小板膜的电负性,降低其黏附性和血小板凝块的形成。规定的剂量导致过载和心脏衰竭的风险不大。右旋糖酐过敏反应比较见少,低分子右旋糖酐过敏更为罕见。

除了在肝素化的时候使用右旋糖酐静滴,我也会用其冲洗动脉内膜,因为一旦被吸附到组织表面,其会在血流恢复后减少血小板沉积。使用右旋糖酐冲洗动脉内膜表面的另一个优点是,它能够出现双折射现象,当手术灯照投射其上时,更容易识别残余内膜碎片。

10mg 地塞米松可以预防未知的过敏,如放射性染料或低分子右旋糖酐。更重要的是它可以减少脑缺血引起的肿胀。目前尚不清楚,在进行 VA 和 CA 的手术时,10mg 地塞米松的不良作用是什么。

20 世纪 70 年代,争论主要集中在是否应该在颈动脉夹闭时使用"分流",以及是否有选择进行分流的患者的方法,以确保分流能够避免缺血。试验和荟萃分析的结果是分流术后发生卒中与颈动脉操作无关。

最初的 5 年里,我选择了分流术,之后 15 年仅在那些完全闭塞患者的病例中使用过。使用分流术使我能够了解到一些关于使用保护性工具的争论,如内膜的撕裂、较短解剖,以及近端动脉粥样硬化栓塞消除严重病变的 CCA。

测量颈内动脉"回压"的方法是插入一个分流器并使压力小于 25mmHg。根据这些标准最终将其置入 10%的患者中。显然这属于过度使用,因为不使用分流器而导致的缺血性事件只有不到 1%,甚至在这 1%的患者中,栓塞更有可能来源于技术缺陷,而不是低灌注。

脑电图监测使操作复杂化,且由于低灌注而非栓塞只能帮助区分缺血。实际上,基底神经节或枕叶的栓子不会被检测到。如果检测到局部的栓子,会增加术者的压力,但其缺血性后果不会因反向分流而改变。

在局部麻醉下行颈动脉内膜切除手术时,通过定期询问患者来监测是否需要分流。这也导致了对分流的过高估计。脑血流量的期望值从每分钟 50mg/ 100g（正常）减少至每分钟 20mg/ 100g,患者出现无应答。除缺血时间延长外,对脑细胞是无害的,当血流量恢复到正常值时,功能也随之恢复 *。此外,缺血会增加继发性微血栓形成的可能,若此种情况发生,转流术的作用微乎其微。转流术大多是为了避免罕见的手术所致的卒中发生：严重的半球血量减少。

"蛛网"的低温疗法 **

大多数手术中发生的脑梗死由血栓引起，然而也有一些是由合并侧枝低灌注的脑灌注不足引起的。缺血时间越长,神经元细胞死亡的可能性越大。当孤立的颈动脉与对侧颈动脉(缺少 A_1 和 pCom)没有联系时,这种情况更可能发生,更加常见的是,当患者只有一侧血管向大脑供血时需要进行血管重建,类似于"蛛网"(图 5.1),这种情况下根本没有转流的可能性。下文将简述上述情况下适当使用低温疗法(33℃)的基本原理。

由低灌注或闭塞引起的脑损伤取决于时间的长短。短暂的阻断或血流急剧减少,如室颤或严重高血压,并不会引起神经细胞死亡。延长阻断时间会损害血脑屏障,引起水肿,抑制细胞功能,最终引起细胞完整性损害。损害最先发生在新陈代谢活跃的组织。

低温疗法对血流阻断引起的一系列反应有着显著的保护作用。不同程度的低温疗法有不同的保护效果。缺血损害与低温疗法间的时间范围也决定了保护的程度。动物实验表明,缺血损害发生时脑组织已经得到降温保护,保护作用将会发挥到最大效能。相反的是,缺血损害与降温间相隔的时间越长,后者提供的保护作用越小。如果降温在损害发生后 2h 才开始,将不会产生保护作用。

实验证据表明,当缺血损害在已经降温的脑组织进展时 ***,维持神经保护所需的低温疗法的时间无需超过 1h。在进行 ICA 及 VA 手术时,应用表浅降温方式,降温反应将先于

---

* 我在局麻下(并不是我常用的麻醉方式)为一个颈内动脉细小(约 3mm)的患者行颈动脉内膜切除术。当麻醉医师通知我阻断 4min 后,患者出现了无应答,我成功地尝试插入了转流管。我没有担心把动脉撕坏并尽可能简便地完成了内膜切除术。该患者一经开放血流使立即恢复了意识,而且不存在神经缺陷。
** 像蜘蛛的血管系统一样,有一个单独的可收缩血管起到心脏的作用。

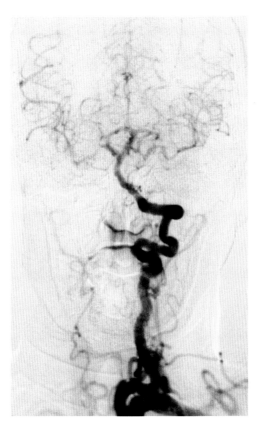

图 5.1　该患者左侧椎动脉是大脑唯一的血供来源。

缺血反应进行,在缺血发生前患者就应得到降温治疗。

　　实验室证据表明,低温(33℃)会导致脑代谢率(GMRO2)显著降低,并引起脑血流量(CBF)相应降低[2]。它也会减少脑组织梗死的炎性反应,核心温度每降低 1℃,脑代谢率降低 6%左右。

　　所以,当患者的核心温度由 37℃降至 33℃时,我们可以估算其脑代谢率大约下降 24%,这将大大增加缺血脑被保护的时间。

　　轻微适当的降温(如由 35℃降至 33℃)已经被应用于临床研究中,旨在改变急性卒中的后果。这些研究应用了隔热毯、冰盐水袋,以及冰盐水和酒精擦浴皮肤。但是由于清醒的患者产生的寒战反应释放热量,导致并不能降至且保持理想的温度。

　　在手术时,寒战反应并不会发生,因为直到肌肉神经被麻痹后,降温才开始,我们通常在腋窝和腹股沟区放置冰毯或冰盐水袋来降温。消瘦的患者大约在 30min 后可降至 33.5℃,肥胖的患者或许需要 1h 或更久。当患者体温降至 33.5℃时,降温停止,移走冰袋,用热毯复温患者,升高手术室温度,不用考虑术者解剖的问题。核心温度(膀胱和咽喉部)在接下来的 20min 内会继续下降至 32.5℃~33℃。这恰恰也是动脉被阻断和重建的最佳时机。复温措施可使体温在结束时上升约 2℃。有时由于保持低温,在肝素的完全逆转后会出现组织轻微渗血或线眼出血。切口关闭后,应继续复温,患者应被送至苏醒室,直到核心温度升至 36℃再脱离呼吸机。

*** 经验主义者们很不幸地称之为"缺血过程中的低体温"。

颈动脉分叉的入路

沿下颌下缘约 2cm 做横向斜行切口,长约 5cm(图 5.2)。逐层分离浅筋膜,结扎颈外静脉(EJV),沿胸锁乳突肌前缘解剖分离。提起切口边缘,沿切口切缘延长 4~5cm 分离胸锁乳突肌,直至将其与颈静脉分离。

有时会有极其罕见的情况发生,如颈动脉分叉过低或颈总动脉钙化严重,遇到这种情况时需要完全暴露低位的颈总动脉以便于阻断。我们可以沿胸锁乳突肌前缘向下延长手术切口而分离出甲状舌骨肌。迷走神经通常走行于颈总动脉前方,所以从颈总动脉的前内侧开始解剖。

在切口的上方有时会发现听神经,在分离颈阔肌时可将听神经推向上后方。

对于个别伴有下颌腺肥大患者,其浅叶位于胸锁乳突肌上表面,藏于乳突撑开器的上方。沿胸锁乳突肌肌腱解剖至二腹肌,由底部开始剖出颈内静脉,继续向上直至可见面静脉并将其分离(图 5.3)。沿颈内静脉(IJV)前缘游离,可见舌下静脉,因为舌下静脉往往覆盖舌下神经(个别分叉位置较高的患者的面静脉通常覆盖舌下神经)。在分离舌下静脉前,用直角钳平整静脉以确保无可见神经位于静脉下。

游离颈总动脉时注意迷走神经可位于颈动脉分叉下方。迷走神经伴行于颈总动脉向上至切口上缘。然后游离出颈外动脉(ECA)和颈内动脉,血管钳暂时阻断甲状腺上动脉。阻断时,避免损伤咽神经外分支,其通常可见于喉上神经 1cm 处(图 5.4)(见第 1 章"颈动脉")。

尽可能解剖颈内动脉至远端,直至动脉出现健康的灰蓝色,表明动脉的该水平无斑块。

延长近端切口

如果颈动脉分叉位置过低,或者颈总动脉远端无法钳夹(由于广泛钙化),需要向近端延长切口。如果切口内无法进一步延长,则需延长皮肤切口。

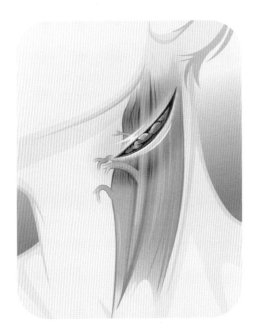

图 5.2 颈动脉分叉处的入路切口。

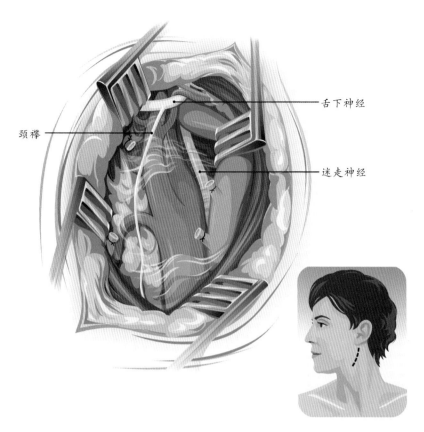

图 5.3　向后牵拉颈内静脉暴露分叉部。

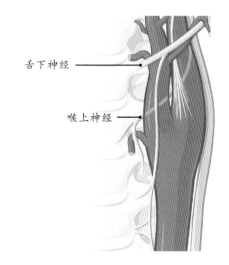

图 5.4　喉上神经外支与甲状腺上动脉的关系。

延长远端切口

　　当颈动脉分叉处过高或动脉斑块远端位置高于舌下神经时,需要向远端延伸切口。首先分离二腹肌。然后分离枕动脉(或枕动脉的胸锁乳突肌支),绕过舌下神经。分离出舌下神经便于颈内动脉暴露。颈内动脉与舌下神经伴行。要避免绕行于颈内动脉下的舌咽神经受损。一旦舌下神经与颈内动脉分离,可释放额外 2cm 的操作空间。

如果斑块位置高于舌下神经或更高，最好的方法就是将颈内动脉转至舌下神经前（图5.5）。于颈内动脉起始段分离，就好比行 I 型外翻，然后将舌咽神经拉向颈内动脉后方。这样便于将颈内动脉向远端牵拉。在颈动脉外翻式内膜切除术后，颈内动脉位于舌咽神经左前方。

经颈静脉后入路在 C2 水平暴露颈内动脉

颈静脉后 * 入路将颈内动脉暴露至 C1–C2 水平。如果必须将颈内动脉暴露于 C1 水平，就应选择颞颌骨前入路(见下文)。沿颈静脉后入路的切开方式类似于颈动脉分叉的标准暴露方式(图5.6)。区别在于切口位于颈内静脉后及其与胸锁乳突肌之间(图5.5)。副神经定位在乳突端下方 2 个半横指处。分离出副神经并对其进行保护性的松解,向前拉开颈内静脉和迷走神经,即可暴露颈内动脉(图5.7)。

在此入路中,不需要通过分离面静脉来暴露颈动脉分叉。在迷走神经和颈内静脉前内侧绕过舌下神经,在颈动脉膨大处上方切断颈内动脉。最远可以在喉上神经起始段(发于迷走神经),在 C2 水平穿过颈内动脉后方处分离颈动脉。在 C2 水平暴露的颈内动脉后方可见颈上神经节。

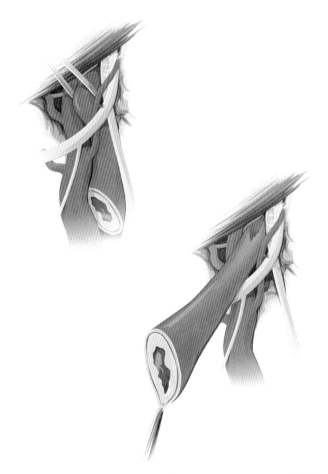

图 5.5　切断颈内动脉起始部后,将颈内动脉置于舌下神经的前方,从而进行远端分离。

---

* 这是一种到达颈内动脉高颈段的有效方法,在远端椎动脉重建中,其有效性更加显著。将前方的颈静脉和迷走神经拨开后,暴露椎动脉的 V3 节段,同时颈内动脉颈段的中部也不会被舌下神经阻挡。

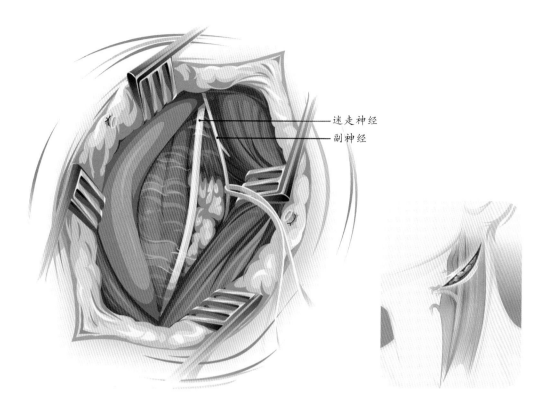

迷走神经
副神经

图 5.6　从颈静脉后入路进入颈内动脉颈中段。

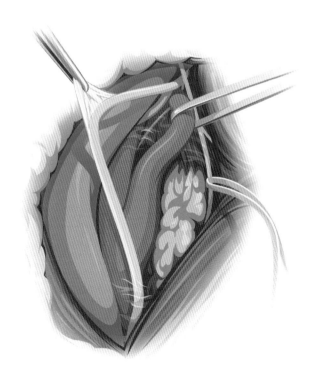

图 5.7　将颈内静脉和迷走神经向前翻转后，分离颈内动脉。

远端延长至 C1 水平(下颌关节半脱位)

如果需要暴露颞骨下方 1.5cm 以内,我们可以在皮肤切开前、患者经鼻插管麻醉后,使下颌关节半脱位(图 5.8)。半脱位是单侧的,可以在半脱位一侧产生 10~12mm 的反颌效果。通过鼻棘前和下颌骨周的弓形杆或者钢丝线圈维持下颌骨位置。

分离枕骨动脉和二腹肌。以穿过颈内动脉的舌咽神经为标记,在舌下神经上方切断(图 5.9)。应注意避免舌咽神经被牵引或受到热损伤,以防产生吞咽困难。在舌咽神经上方,术者可以用指腹触及锐利的骨性茎突。用剥离子暴露茎突,通过咬骨钳去除其远端的 2/3 以及附着的韧带。面神经位于茎突后方,如果在这个层面进行电烧灼则会导致热损伤。

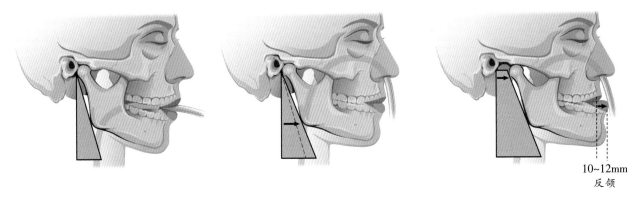

10~12mm
反颌

图 5.8 通过经鼻气管插管(中图)及颞颌关节半脱位(右图)来暴露远端颈内动脉有相似的效果。

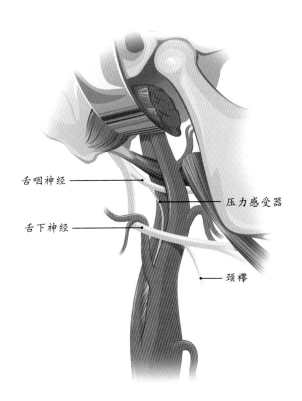

舌咽神经

压力感受器

舌下神经

颈襻

图 5.9 远端颈内动脉暴露后的解剖图解。

　　最好利用一个小的球囊进行颈内动脉的远端控制(图 5.10)。使用两根缝线牵引颈内动脉远端边缘,以便在意外导致导管滑脱或球囊破裂时再次插入球囊。

经后入路至颞骨下颈内动脉

　　也可以从后进入颞骨下颈内动脉。如果从后颈部进入颈内动脉上端,颈内动脉位于骨面颈椎与侧面下颌的凹槽内(图 5.11)。经此入路下颌骨不会遮盖或阻碍进入颈内动脉上端的

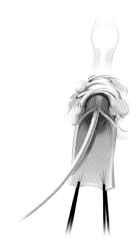

图 5.10　用球囊导管对颞骨下的颈内动脉进行远端控制。

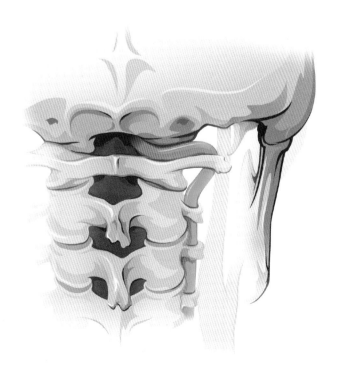

图 5.11　经颈静脉后入路,颈内动脉远端和椎动脉与骨性结构的关系。

路径。从后面入路 *,颞骨下颈内动脉被迷走神经、副神经及舌下神经所覆盖,需要术者轻柔地拨开神经,从而在该水平松解其下的颈动脉(图 5.12)。

标准的颈动脉内膜切除术

从颈总动脉开始, 分离颈外动脉和颈内动脉。充分抗凝且收缩压稳定维持在 135~140mmHg 时,就可以用微血管钳夹闭颈外动脉和颈内动脉。触诊颈总动脉,选择一个安全的位置后,用儿童动脉导管钳将其夹闭(图 5.13A)。随后从颈总动脉开始切开,一旦动脉被打开,必要时需切开至颈内动脉,直到可以看见斑块末端。

颈动脉切开术从颈总动脉开始,继而稍微转向其后外侧,跨过颈动脉球部沿颈内动脉即可见斑块末端。若需分流,此时即可放置转流管 **。颈动脉内膜切除术从斑块最厚的部分开始以便更易到达合适的平面。从颈总动脉端起始处,提起斑块(图 5.13B)。如果斑块近端无毛糙,通常情况下,将直角钳置于斑块周围以避免后续操作的冲洗。切除的斑块的近端残端(图 5.13C),可以通过折叠邻近的已切除内膜的管壁来使其表面变得光滑(图 5.13D)。然后,斑块

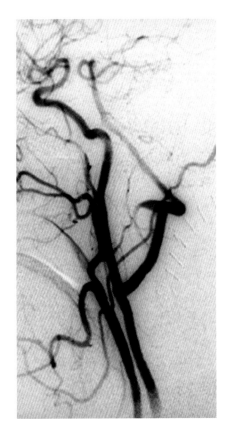

图 5.12   枕骨下椎动脉的搭桥起源于颞骨下颈内动脉。两条动脉都从后方入路。颈动脉分叉在该图的下方。

---

* 在 C1 水平以上分离枕下椎动脉的后入路(见第 6 章"C0–C1 水平椎动脉的枕骨下入路")来治疗有临床症状而抗凝治疗无效的 C1 水平的椎动脉夹层是可行的。该手术构建枕下椎动脉的静脉旁路,通过同一手术视野分离远端颈内动脉来恢复近端血流(图 5.12)。

** 在少数使用转流管的病例中(3%),我更倾向于使用一个带有侧支的 T 管,便于抽吸进入近端的颈总动脉时被转流管近端收集到的碎片。转流管通过两个注满生理盐水的球囊固定。近端用 javid 钳和 Pott 橡胶环轻轻牵拉,确保球囊在位。

的颈外动脉部分松动。在该水平,我们应该试着将内膜转向更浅的层,以便更加容易地剥离颈外动脉。

如果颈外动脉斑块是同心的,则其很少有毛糙点,最好贴着动脉壁快速切开。另一方面,如果斑块是偏心的,颈外动脉的周长并不能显示潜在的斑块大小,继续进行颈动脉内膜切除术,并期望能够更好地剥离。

现在把注意力转移到颈内动脉上。外科医生处理斑块末端时必须做到从外层至内层的转变(图 5.14)。这样将能提供更好的剥离点,并且能避免出现血管壁的摆动。

清除动脉内膜切除部位表面的部分中膜后,其横切面看起来就像是木桶的铁箍。这些残留部分的表面最好用右旋糖酐冲洗,以提高它们在光照下的可视性。

除了一些颈动脉球部及颈内动脉的直径特别大的例子外,用6-0的缝合线将补片缝合(图 5.13E)。随后血流重新开放进入颈外动脉及颈内动脉。

外翻式颈动脉内膜切除术 *

Ⅰ型外翻式中,通过斜切将颈内动脉从起点开始剥脱。这项技术中,颈动脉压力感受器不可避免地被分开。颈内动脉被纵向拉伸,到达颈总动脉的顶点常被用来作为限制颈内动脉孔扩张的标志。颈内动脉离断后内膜切除的长度与切开颈总动脉时切除内膜的长度相似(图5.16A,B)。如果颈内动脉与颈总动脉都存在斑块,则先处理远端颈总动脉。两端都达到适当的水平。用直角钳在下方钳夹,斑块就很容易被分离,用直角钳冲洗。从颈外动脉起始端将斑块剥离。

在颈内动脉中,动脉内膜切除的平面是轻轻向下对斑块施加牵引力的游离缘,同时助手对颈内动脉的游离缘进行对抗牵引(图 5.16)。当到达斑块的末端时,将斑块舌部对面的内膜薄膜撕开,内弹力膜的白冠就会出现,斑块分离变薄。必须立即观察斑块剥脱点。依据标准动脉内膜切除术中所描述的那样清除介质碎片。用6-0聚丙烯缝线将颈内动脉与其扩张的起始部重新缝合。

Ⅱ型动脉内膜切除术中(图 5.17A~C),在分叉下 7mm 处将颈总动脉末端分离。Ⅰ型和Ⅱ型术式的选择是由分叉点斑块近端或远端的范围所决定的。如果斑块远端达到颈动脉中段,最好选择Ⅰ型切除术。如果斑块近端接近颈总动脉,最好选择Ⅱ型切除术。如果患者的颈内动脉较长,可应用Ⅰ型外翻将其与缩短的颈内动脉连接(图 5.18)。Ⅰ型外翻术后,颈内动脉偶尔出现炎性改变,在与颈总动脉重新汇合时有可能会长度不足。如果出现有关缝合线张力的问题,颈总动脉开口可能会贯穿至颈外动脉(图 5.19)。

技术错误

应用于严重病变的颈总动脉近端的阻断钳可能会导致手术中斑块脱落,从而引起脑卒

* 外翻式颈动脉内膜切除术的概念产生于升主动脉到颈动脉分叉处旁路术的远端吻合口的重建。颈动脉分叉处常被斑块覆盖,当远端颈总动脉被斜行切断,斑块可以去除,外翻颈动脉膨大和移植物的远端,行端端吻合。同样,斑块可以通过外翻分叉处并再吻合来去除。我起初进行外翻式颈动脉内膜切除术时应用两种方法:第一种,从起始端切断颈内动脉;第二种,在分叉处的下方横断颈总动脉远端。在准备展示我最初的100例外翻式颈动脉内膜切除术经验时[4],我看到了 Etheredge[5]在 1970 年的报道,文中讲述了第二种外翻式颈动脉内膜切除术。

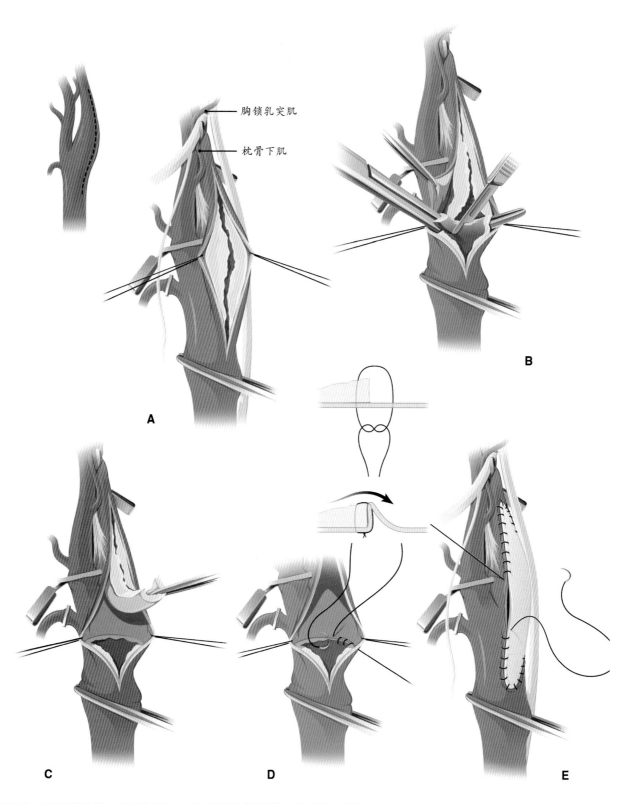

胸锁乳突肌

枕骨下肌

A

B

C

D

E

图 5.13　(A)切开并钳夹颈动脉分叉。(B)从颈总动脉开始行颈动脉内膜切除术。(C,D)在颈总动脉处将斑块横断。

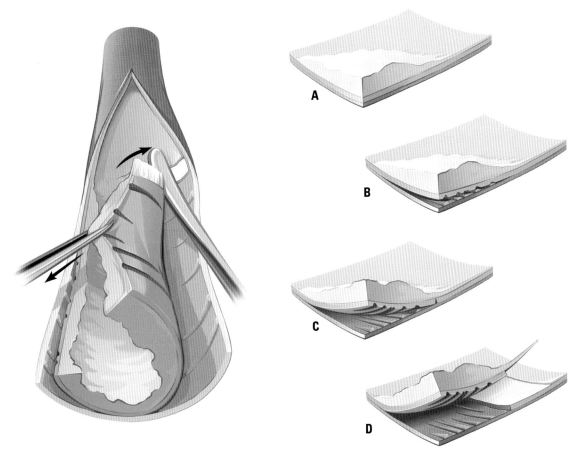

图 5.14 为了防止形成远端内膜片,靠近内膜切除的末端时,切除的平面应逐渐变浅(内弹力层)。用内膜切除抹刀结合旋转力和相反方向的力,能够在合适的平面切除内膜。

中。颈总动脉的触诊可以帮助外科医生选择钳夹的最佳位置。可以通过管腔内放置球囊的方法来使广泛钙化的颈总动脉暂时闭塞。

在 Ⅱ 型外翻术中,若分离颈总动脉时过于靠近分流装置,则会产生一个远端双通道,会使脉切除术变得复杂。我们应该牢记分流装置应该在外部拐弯分叉处下方 5mm。

在外翻时,斑块末端必须处于开放视野中。越过此处分离斑块时可能产生远端皮瓣。如果医生不能常规完成动脉造影,很难在术中发现皮瓣。

如果斑块破裂且在到达羽化点前分离,则需要将颈动脉内膜恢复原位以完成内膜切术。为了达到上述目标,应该将 2 号短球囊导管推进高水平的封堵微钳位置。一旦球囊充气,导管的牵引和颈内动脉边缘的对抗牵引会将剩余斑块移入手术野,使其被可控地移除。

对于终末期的血管粥样硬化,需要解剖更高部位的颈内动脉后部。将动脉外膜游离出周围组织时需要在其上增加牵引力来完成。术中血管造影显示收缩环样的痉挛的颈内静脉区域,类似轻度纤维肌性发育不良的损伤部位。痉挛的部位可以通过应用 27G 针外膜局部浸润硝普钠快速缓解。

颈总-颈内动脉旁路

手术后颈总动脉内膜再次增厚复发的情况并不常见,手术后不久再狭窄是可能发生的。根据我的经验,对于复发疾病而施行的颈总动脉-颈内动脉旁路术中,应用聚四氟乙烯薄移

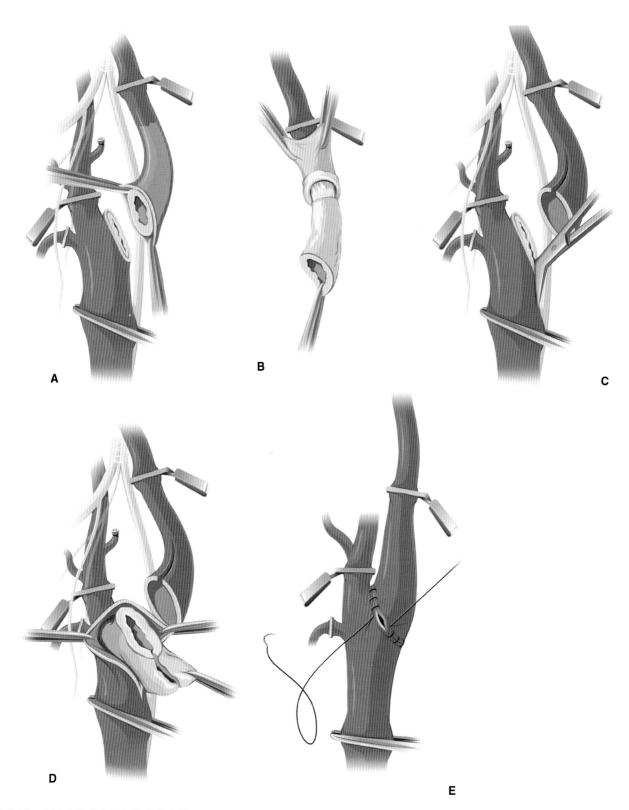

图 5.15 Ⅰ型外翻式内膜切除术的步骤。

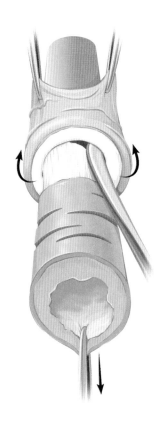

图 5.16　若外翻式颈动脉内膜切除术中出现"白冠",提示手术平面应为更浅表的水平。

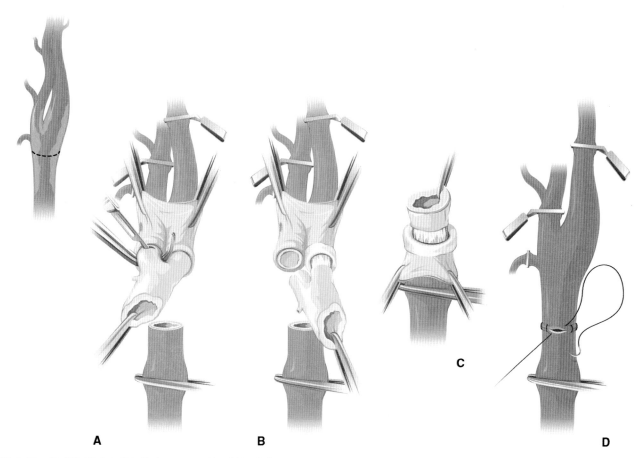

| A | B | | C | D |

图 5.17　Ⅱ型外翻式内膜切除术。(A)远端"脱裤"式外翻,(B)颈内动脉最后游离。(C)颈总动脉外翻及(D)再吻合术。

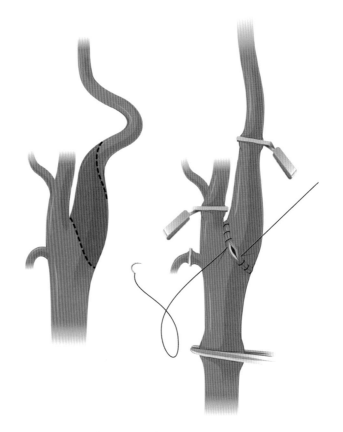

图 5.18　最好通过 I 型外翻术处理多余的颈内动脉。

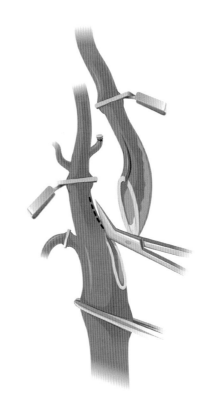

图 5.19　如果经 I 型外翻术后,颈内动脉与颈总动脉吻合处张力较大,颈总动脉的切口可能要延长至颈外动脉。

植物的远期效果比自体大隐静脉更好。由于低外周阻力以及缺乏远端颈内静脉疾病而产生的高流速,在此位置应用 6mm 的人工血管比在股腘区域应用能发挥更好的功效。

　　在复发性疾病的治疗中,颈总动脉-颈内动脉旁路术(有或者没有动脉内膜切除)的优势在于它能最大限度减少分叉的重定向以及迷走神经和舌下神经的损伤。颈总动脉-颈内动脉旁路术从先前未分离的颈总动脉的近端水平开始操作。在舌下神经上方或下方分离远端颈内动脉。横断颈内动脉并对其近侧残端进行缝合结扎,远端吻合后血流可以继续通过颈外动脉。后者为斜形的端端吻合,在舌下神经的上方或下方完成取决于颈内动脉的分离部位。在后面的情况中,旁路将位于舌下神经的前面。然后旁路(一个 6mm 的薄壁聚四氟乙烯管)开始从新分离的近端颈总动脉进行端侧吻合。

　　极少数情况下,外科医生可能需要为对侧颈内动脉和双侧椎动脉闭塞进行手术后复发的患者进行颈总动脉-颈内动脉旁路手术。这种情况下,医生可以选用转流管来起到保护作用。图 5.20 中的布局可以使缺血时间降至最小。首先插入转流管近端,并用套筒止血带将其固定。通过微小钳来分离颈内动脉,通过转流管的末端分离其远端。通过远端膨胀的球囊来固定转流管,恢复血流并钳夹位于转流管插入部位近端上方的颈总动脉。钳夹颈总动脉后,运用转流管在节段间构建静脉通路或人工旁路。

颈部肿瘤切除期间的颈动脉置换

　　在头颈部肿瘤复发的患者中,肿瘤常发生在颈动脉分叉处。尚无法确定邻近动脉的复发部位是否会浸润动脉壁,且动脉壁上残余的肿瘤或动脉损伤是否与任何导致动脉远离肿瘤的因素有关。对于这些患者,潜在的治疗是肿瘤整体切除及其邻近的血管和神经结构。在这

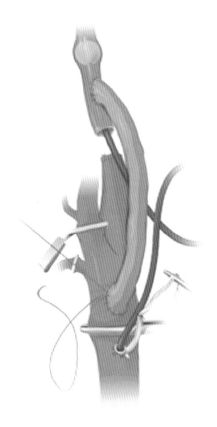

图 5.20　对于大脑无其他直接血供的患者,行旁路术前置入转流管。

些情况中,结扎颈内动脉导致卒中的可能性为 30%。卒中可以是突发的,由未代偿的急性缺血所致,或延迟到 3 天后,由颈内动脉的血栓进入大脑中动脉和大脑前动脉导致。通过重建颈动脉可以在切除中避免这种难以承担的风险。不幸的是,气管分泌物污染、皮肤移植失败或唾液瘘管可能对复发的恶性颈部肿瘤的手术造成影响。如果颈内动脉被人工血管替代,后者可能会被污染;如果移植大隐静脉被污染,同样也有破裂的风险 *。

颈动脉的替代材料的选择是个难题。受到短期耐受性材料在感染领域的动脉自体移植中失败的启发,我用大腿的自体移植物[6]来代替颈部鳞癌复发病例中的颈动脉分叉。

通过超声扫描来确定患者股浅动脉的状态。如果该节段功能良好,就可以作为颈动脉切除部分后的自体移植物。假设头部和颈部区域已经或将被污染,应安排两个分开的手术区域并区分手术器械。在无菌区域,浅表股动脉被移除,并被聚四氟乙烯移植管替代。移植物进入头部和颈部以形成颈总动脉和颈内动脉间的植入物,并保证大腿伤口的闭合。浅表的股动脉的直径方便进行颈总动脉和颈内动脉的操作(图 5.21)。在我进行的一系列对于进展性头部和颈部肿瘤[6]患者的颈动脉替代的自体移植中,43% 的患者发生伤口感染或进展为瘘,但没有移植物的血栓形成或破裂。

失败支架的移除

类似于 I 型外翻术, 通过分离颈内动脉的起始处可以很好地完成早期支架型颈内动

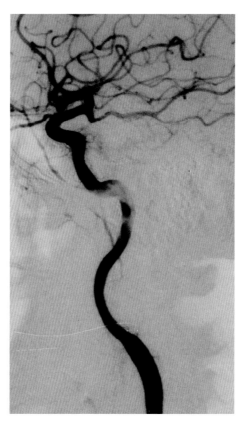

图 5.21 股浅动脉自体移植 CCA-ICA 旁路代替颈动脉分叉。

---

* 我曾遇到 2 例因为头部肿瘤复发而行颈动脉重建的患者,发生静脉移植物感染及管壁破裂。

脉的重建。尽管撕碎的内膜已通过右旋糖酐冲洗和照射颈总动脉腔内被清除掉,通常颈总动脉中近端半侧的支架通过牵引也很容易被移除。通过临时球囊堵塞可以很好地完成近端控制,直至形成良好的表面。在颈总动脉常规放置一个血管钳。

通过翻转颈内动脉至远端支架的末端可以移除支架的远端部分。颈内动脉致密的动脉粥样硬化的内膜会黏附住支架(图 5.22),这样就可以施行常规的外翻式动脉内膜切除术。所有内膜皮瓣会保留在通过直接方式切边的血管壁上。通过 I 型外翻式动脉内膜切除术将颈内动脉重新植入其起始端。如果颈内动脉保留的动脉壁有两面,就可以应用聚四氟乙烯管施行颈总动脉-颈内动脉旁路术。

颈动脉体瘤切除术

以往的报道显示:颈动脉体瘤越大,手术切除时神经损伤的风险就越大。大量文献报道,术前常规栓塞动脉能降低手术的失血量。但术前栓塞动脉会导致意外的血栓栓塞和卒中。颈动脉体瘤切除术中不需要输血的事实并不足以证明其可以降低术中出血的假设。

其他作者推荐切除颈外动脉的肿瘤,可以使血液供给前者或供给切除整个颈动脉的分支及用静脉移植物替代颈内动脉的操作。所有涉及切除颈动脉窦部或颈外动脉的技术都会使简单的肿瘤切除变得复杂,并且增加钳夹和处理颈动脉分叉处的风险。终止这些动脉外的步骤增加了手术的复杂性、所需费用以及手术死亡率。

我的经验是使用合适的双极电凝切除肿瘤,从而控制肿瘤表面的血管,在其中有小的动静脉畸形通道。颈内动脉从肿瘤上分离(图 5.23)。游离的颈动脉体瘤两端像两个活瓣,暴露了分叉处并供给源于颈外动脉的肿瘤。通常肿瘤切除的最后一步是从结合处游离肿瘤到更高的颈外动脉分叉处,包括咽动脉升段(图 5.24)。

当肿瘤的大小与神经损伤的发生率密切相关时,面对双侧肿瘤时应首先处理较小的肿瘤,以降低神经损伤发生的可能性,从而第二大和最大的肿瘤不会使患者发生双侧颅神经痉挛。

颈动脉瘤切除术

用于修复颈内动脉瘤的自体静脉移植被报道有发生膨胀、狭窄或打结的可能 *。在

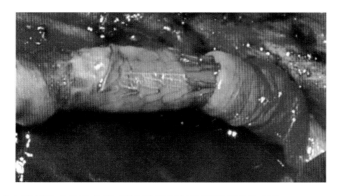

图 5.22 通过外翻式内膜切除术移除支架、颈动脉组织以及周围的致密斑块。

---

* 我曾遇到 3 例结缔组织病的患者,用静脉移植物修复颈内动脉瘤,但最终失败。

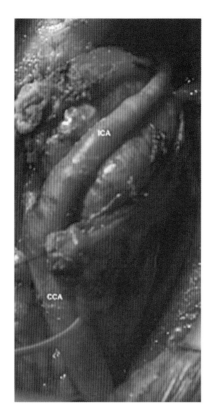

图 5.23　从颈动脉体瘤的前叶和后叶之间将颈内动脉游离出来。被缝线牵拉的肿瘤仍然与颈外动脉的分支相连。

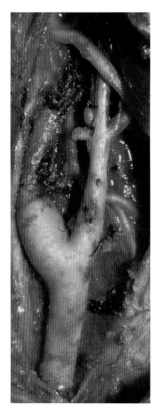

图 5.24　颈动脉体瘤切除术后的颈动脉分叉。其后可见喉上神经。

Moreau 的论文中 [7]，一项关于 Thevenet 的外翻经验的综述显示，32% 的动脉瘤是粥样硬化型，而 21% 是继发性的纤维肌性发育异常。74% 的患者是有症状的。10% 的患者的病变部位在颈部，5% 在咽部。大多数动脉粥样硬化型的动脉瘤位于颈内动脉的近端并会侵犯颈动脉窦部。继发的纤维肌性发育异常的动脉瘤位于颈部颈内动脉的中部或远端（图 5.25）。横穿颈 1 椎体的颈内动脉近端决定了畸形发育的动脉瘤的高发病率，横穿 C1 椎体的颈内动脉的损伤会导致假性动脉瘤的形成。

缝线修补失败也会导致动脉瘤的形成（图 5.26），纤维畸形改变也会导致薄弱的动脉形成动脉瘤。在患有 Ehler-Danles 综合征的患者中，也会发现畸形的动脉瘤（图 5.27 和图 5.28）。切除颈动脉瘤导致颅神经麻痹（临时的或永久的）的可能性为 22%~44%[7-9]。

对于高位动脉瘤患者，可通过临时腔内球囊植入控制远端血流。对于初次治疗来说，结扎颈内动脉来形成动脉栓塞并不是一个好的选择，因为此操作的死亡率会达到 20%~40%[10,11]。

更好地获得巨大颈内动脉瘤的血管控制的方式是阻断钳阻断颈内动脉近端，利用反流血排空颈内动脉内血栓，然后在动脉瘤内的颈内动脉内插入栓塞球囊以获得远端控制[12]。从囊内部来完成远端的吻合，以避免在远端颈动脉瘤的外剥术中损伤颅神经。

对于继发于颈内动脉夹层的动脉瘤，术前的 CTA 可以显示假腔延续至远端瘤颈的上方。如果在吻合移植物的水平发现近端血管壁形成夹层，假腔需要通过缝线的对合双层来闭合。但是通过此操作闭合远端夹层可能不会成功。我们不完全地封闭吻合口或在术野之外，吻合口以外的地方形成新的内膜破口，将使假腔内压力升高，从而导致修复不良，甚至栓塞。

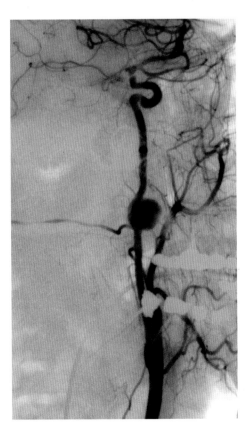

图 5.25　颈内动脉颈段中部的发育异常的动脉瘤。

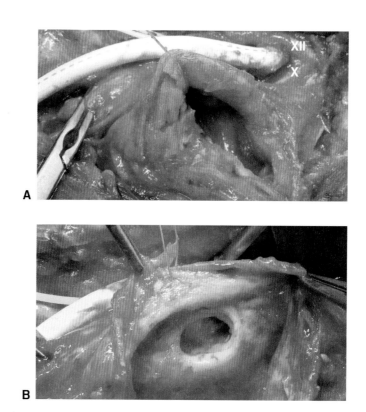

图 5.26 (A)通过旁路修复继发于内膜切除术后缝线修补失败的假性动脉瘤(颈总动脉–颈内动脉 PTFE 移植物)。(B)瘤囊内可见有缺陷的缝线。

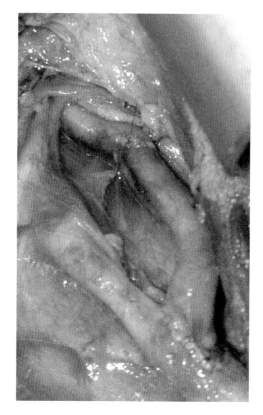

图 5.27   静脉移植物代替发育异常的颈内动脉瘤。

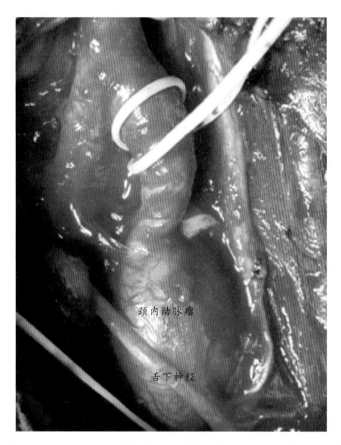

图 5.28　一例 20 岁的 Ehler-Danlos 综合征的男性患者,舌下神经上方的一个颈内动脉瘤。

神经损伤

可以通过从颈总动脉中分离颈内静脉的前缘来固定颈内动脉,从而避免损伤迷走神经。分叉下方的迷走神经可以游离至颈总动脉的前表面并在其近端暴露时可能受损。

在暴露舌下神经的分支时,最可能导致其受损的情况是系紧并横切覆盖并隐藏舌下神经的颈内静脉的前分支。此静脉可以从面部(高处的分支)或从面静脉("舌下"静脉)上方进入颈内静脉。由于我们并不知道哪条静脉会遮盖舌下神经,进入颈内静脉的所有静脉在结扎前都与右侧的角钳连接。在静脉壁被钳夹时,通过断裂薄的静脉壁可见一条潜在的舌下神经。关于舌下神经的损伤的报道强调,所有发生于独立高位颈动脉分叉的舌下神经下的无意的损伤都应被重视。

当颈内动脉在舌下神经上方被剥除时存在舌下神经损伤的风险。舌咽神经比舌下神经细,所以术中分离颈内动脉时很容易损伤舌咽神经。

副神经的位置可被预测(在乳突下方 2.5 横指,下颌下的前下方),但是由于某些原因会受到损伤,手术暴露颈动脉分叉时会游离颈内静脉的后缘,而不是前面。

浅表喉神经的外侧分支在分离颈上动脉时会被损伤(见第 1 章"颅神经和交感神经在颈动脉分叉处")。

腮腺牵张神经病变,见第 6 章"技术失败回顾"。

在上方施加牵引力对抗下颌缘导致面神经下颌缘支痉挛并不少见。尽管在罕见病例中神经损伤会导致永久性嘴角歪斜,但其功能通常在 6 周内恢复。

颈动脉术后并发症的处理

发生在苏醒室中的术后血肿最常见的病因是静脉出血,通常由于面静脉结扎失败。拔管不当的同时用力和咳嗽是导致结扎不牢的常见原因。

如果患者在麻醉苏醒时出现神经功能损伤,很可能是手术中发生栓塞。术中大量失血可能是另一种原因。如果动脉造影显示皮瓣或技术失误被清除后,可以重新开放手术野、纠正异常。

否则应对患者执行急性脑卒中流程。对于麻醉苏醒伴中枢功能损伤的患者,建议立即行增强 CT 排除出血性栓塞。这也许是我从未观察到的极端罕见的发现。现在急需在开展急性脑卒中的治疗上付出努力。

一项关于麻痹性痴呆的病例报道中提到:一例有脑卒中病史的患者麻醉逆转导致复发,需要立刻开展颈内动脉的动脉内膜切除术,从而给之前发生梗死的大脑半球提供血供。之前发生梗死的大脑半球比对侧正常的大脑半球需要更长的清醒时间(15~20min)。

在患者从完全麻醉到唤醒后 20~60min 里,在恢复室形成的神经功能损伤是由动脉内膜表面的血栓造成的 *。即所谓的由血小板和来自少量红细胞的纤维组织组成的灰色血栓。这种情况下急需手术清除覆于动脉内膜表面的血栓。修补动脉切除的缺口前,动脉内膜表面的灰色血栓很容易被右旋糖酐 40 清除。

对从麻醉中唤醒的神经功能缺失患者进行神经检查后需立即将其送回手术室。医院里没有空间进行急诊彩色多普勒超声(缺乏新型的外科超声图像)或脑部 CT。脑部 CT 因其可以排除颅内出血理论上的可能性而被广泛宣传。CT 的延迟会否定快速再探查术和右旋糖酐治疗痊愈的可能性。

在急性卒中病例中,CT 显示损伤的时机如下。大面积卒中在所有梗死症状出现前需要至少 3h。24h 后,约 60% 的大脑半球梗死可见,一周后所有大脑半球梗死均可见。中脑区域梗死的首要症状是豆状核闭塞和岛带消失。这些区域的功能都由动脉灌注,侧支循环不能恢复解剖学的血供。缺血性损伤和水肿遮盖了豆状核的轮廓,灰白带构成了岛叶的外侧边缘。随着水肿加重,更多的核团被掩盖,侧脑室被压缩。

这些大部分大脑半球梗死的早期症状是急性介入的禁忌证,在缺血的大脑中其会导致更严重的出血性梗死。

在动脉内膜切除术几小时后,功能缺陷发展,需要进行脑部 CT 和动脉造影。动脉造影会显示一些不可预期的技术失误,如颈内动脉的血栓形成,或罕见的颈外动脉血栓阻塞颈内动脉。

手术风险数据

在我的经验中,使用此步骤(3538 例)的动脉内膜切除术的平均风险不会呈现上述状况,因为随着时间流逝,我已经对适应证、技术、麻醉流程进行了修正。最近的 1000 例动脉内膜切除手术已经施行了最标准的流程和技术。

---

* 自 1990 年后,颈动脉术中常规给予右旋糖酐 40,我还没遇到过颈动脉内膜切除术后发生灰色血栓的。

颈动脉内膜切除术(2002~2012 年)

n	卒中		死亡	
	n	%	n	%
1000	3	0.3	0	0

（贺元　王昊邈　黄通　李永华　译　邹思力　金杰　陈忠　校）

参考文献

1. Berguer R, Sieggreen MY, Lazo A, Hodakowski GT. The silent brain infarct in carotid surgery. *J Vasc Surg.* 1986;3:442–447.
2. Schaller BG. Hypothermia and stroke: the pathophysiological background. *ISP Pathophysiol.* 2003;10: 7–35.
3. Deng H, Han HS, Cheng D, Sun GH, Yenari MA. Mild hypothermia inhibits inflammation after experimental stroke and brain inflammation. *Stroke.* 2003;34:2495–2501.
4. Berguer R. Eversion endarterectomy of the carotid bifurcation. In: Veith F., ed. *Current Critical Problems in Vascular Surgery.* St Louis, MO: Quality Medical Publishing; 1993;441–447.
5. Etheredge. A simple technique for carotid endarterectomy. *Am J Surg.* 1970;1970:275–278.
6. Sessa C, Morasch M, Berguer R, Kline R, Jacobs J, Arden R. Carotid resection and replacement with autogenous arterial graft during operation for neck malignancy. *Ann Vasc Surg.* 1998;12:229–235.
7. Moreau P, Albat B, Thevenet A. Surgical treatment of extracranial internal carotid artery aneurysm. *Ann Vasc Surg.* 1994;8:409–416.
8. Rosset E, Albertini JN, Magnan PE, Ede B, Thomassin JM, Branchereau A. Surgical treatment of extracranial internal carotid artery aneurysms. *J Vasc Surg.* 2000;31:713–723.
9. Zwolak RM, Whitehouse WM Jr, Knake JE, et al. Atherosclerotic extracranial carotid artery aneurysms. *J Vasc Surg.* 1984;1:415–422.
10. Painter AT, Hertzer NR, Beven EG and O'Hara PJ. Extracranial carotid aneurysms: reports of six cases and reviews of the literature. *J Vasc Surg.* 1985;2:312–318.
11. McCann RL. Basic data related to peripheral artery aneurysms. *Ann Vasc Surg.* 1990;4:411–414.
12. Thevenet A. Chirurgie des lesions non atheromateuses carotidiennes. In: Kieffer E, Natali J, eds. *Aspects Techniques de la Chirurgie Carotidienne.* Paris: Editions AERCV, Paris 1987. pp 219–229.

第 6 章

椎动脉重建术

手术适应证

椎动脉重建适用于椎-基底动脉供血不足和椎动脉损伤的患者。除了颅外段椎动脉动脉瘤的重建,我仅对 2 例无症状的椎动脉病变患者实施过手术:第一例是一名年轻女性,放疗后双侧椎动脉重度狭窄(95%),伴后交通支缺如,对其实施近端椎动脉转位术;另一例患者双侧颈内动脉和椎动脉闭塞,对其进行了远端椎动脉重建,为心肺旁路做准备。其他患者均出现症状,或椎动脉病变显而易见,或被认定为神经症状的病因。

此类患者常表现为"低灌注综合征"或"栓塞综合征"*。"低灌注综合征"的特点是反复出现,可由同一颈部活动(如旋转或向一侧伸展)引发,而且能通过临床检查诱发,但一般不会导致脑梗死。这类患者潜在的致死原因并非卒中,而是不合时宜的(如驾驶、上下楼梯)眩晕或晕厥导致的创伤。

"栓塞综合征"则相反,依据微栓子阻塞部位不同而呈现不同症状,而并非由某个特定动作触发。MRI 可显示小脑或脑干的梗死。其预后不佳:后侧脑梗死比前侧死亡率高 3 倍。

对于继发于严重椎动脉狭窄的"低灌注综合征"患者,必须重建优势椎动脉。在评估管径缩窄时,我倾向于将流入道减小 75% 并引发低灌流症状作为标准。这意味着双侧椎动脉等势的患者,双侧均狭窄 75% 以上;若有明确优势侧或单根椎动脉,则该侧需有 75% 以上狭窄。

对于"低灌注综合征"患者,除了严重的椎动脉病变,通常合并后交通纤细或缺如。而颈动脉区域代偿机制的缺乏会加重这种灌注不足。对于继发于颈部旋转-伸展运动的椎-基底动脉供血不足的患者,需通过动态血管造影来证实其因果关系[参见第 3 章"椎动脉动态压力(弓箭手综合征)"]。

对于栓塞性椎-基底动脉供血不足的患者,必须明确责任病灶(参见第 2 章"分流与汇合")以拟定治疗方案。在某些双侧椎动脉病变患者中,可根据小脑梗死的部位来推断责任椎动脉。然而,当梗死灶位于小脑下部、基底节区或大脑后动脉供血区域并且累及双侧椎动脉时,要判断是哪一侧病变引起的症状并不容易。

根据本人行椎动脉重建术的经验,抑或从听取临床医生意见的角度出发,都需要前瞻性随机对照试验来证实椎动脉重建的有效性。但已有的针对"低灌注性疾病"(躯体障碍以及外伤)和"栓塞性疾病"(严重致残的卒中或死亡)的对比结果却不能得出有用的结论。

假设将椎-基底动脉供血不足和严重椎动脉疾病患者随机分为手术组和非手术组,进一步设定终点事件是死亡和卒中,最后的病因分布规律将如临床中所见:约 70% 的患者属于"低灌注综合征",30% 则属于"栓塞综合征"。

目前临床实践规定,转头运动可诱发椎-基底动脉供血不足的患者(一过性低灌注)不能

---

* 椎动脉夹层的临床症状可由任何一种机制导致。

入选这项研究，因为动态血管造影并非目前常规的临床检查，而且它是目前唯一能证实转头运动和椎动脉血流受阻之间因果关系的检查。即使检查项目中包含常规 CTA，后者也不能提示椎血管损伤。其余低灌注患者手术后的终点事件也并没有改善，因为该患者群中死亡/卒中的比例与普通人群的比例相近（他们的死亡率受制于某些躯体障碍和关键时刻躯体失衡引起的外伤）。

对于发生继发性栓塞且被随机分配到手术组的椎-基底动脉供血不足患者，其死亡/卒中性风险小于 2%，但手术获益却被大样本低灌注组的死亡/卒中终点事件所淡化。栓塞病因的分组中，被随机分配为药物治疗的患者，将面临三倍于颈动脉疾病卒中死亡率的结局。

随机化试验的结果并不会改善对椎-基底动脉供血不足的处置，可能会导致更高的致残率和死亡率(针对具有栓塞病理学改变的患者)。

近端椎动脉重建术

几乎所有近端椎动脉重建术都是通过其第一节段转位至邻近的颈总动脉完成的。该术式仅需局部的解剖，一次吻合，具有极高的早期通畅率（5 年通畅率为 99%）*。

将敷料卷置于患者肩下，依靠其头部重力保持适度伸展，并转向对侧。取长为 6~7cm 的 S 型切口，向下探查 3/4 英寸(1.9cm)，分离胸锁乳突肌的两条肌腹(图 6.1A)。分离肩胛舌骨肌。牵拉颈内静脉和迷走神经至外侧，暴露颈总动脉，近端分离至纵隔膜。

左侧术野：当胸导管显现于颈动脉后方，转向颈-锁骨下静脉交汇点时即被暴露，切断并结扎(图 6.1B)。右侧术野：常见一两支小淋巴管，同样被各自分离结扎。接下来要寻找的标识是椎静脉(图 6.1C)，因为通常椎动脉紧随其后。椎静脉较椎动脉稍粗大，走行平直，而与其伴行的椎动脉第一节段相对迂曲。椎静脉有属支，椎动脉的 V1 节段则没有。有时分离椎静脉后，椎动脉仍不可见，该情形常见于三种解剖变异：①椎动脉发自锁骨下动脉侧面，达内乳动脉起始水平；②椎动脉从锁骨下动脉后壁发出，在 C7 水平异常地横行进入颈椎；③左侧椎动脉直接从主动脉弓起源，从 C5 或 C4 进入颈椎。

分离椎动脉时，可见中间神经节分布其上，交感干连接中间神经节和星状神经节，斜穿椎动脉(图 6.1D)。甲状腺下动脉横穿该区域，进入交感干"孔"时被分隔。在 C6 水平、颈长肌下缘下方，游离椎动脉起始部。在该肌腱边缘下方会有一静脉跨过椎动脉，使用双极电凝处理。从覆盖其上的中间神经节当中游离出 V1 中部，不要切断内、外侧分支。

全身肝素化后，在颈长肌水平用 Heifitz 或 Schwartz 微钳夹闭椎动脉。于近端缝扎椎动脉起始处，残端放置血管钳以加强保护。分离完毕后，在中间神经节水平，从包绕其周的"交感环"中分离出椎动脉(图 6.1D)，牵至颈总动脉周围，确认其能轻易地到达拟换位的部位。若损伤中间神经节或其分支，将导致不完全的 Horner 综合征(包括上睑下垂和瞳孔缩小，但不含无汗症)。用笔在颈总动脉后壁上标记出拟换位部位。

如果游离的椎动脉远端开口处仍有小片斑块，可使用简单的外翻式内膜剥脱术清除斑块。

为了便于吻合，旋转颈总动脉后壁至外侧(图 6.1E)。使用小 Satinsky 钳阻断颈总动脉，方便助手在吻合时将颈总动脉和椎动脉保持毗邻。用 5mm 主动脉打孔器在颈总动脉打孔，用 7-0 普里林线做斜行的端-侧吻合。经适当调整，恢复远端颈动脉和椎动脉血流灌注。

---

* 这个经典的解决方法最先由 Roon[1] 报道。我第一次尝试椎动脉重建采用的是 SA-VA 旁路术，随后很快转变为转位技术[2,3]，并保留了对于 V1 节段病变进行修复所选择的技术。

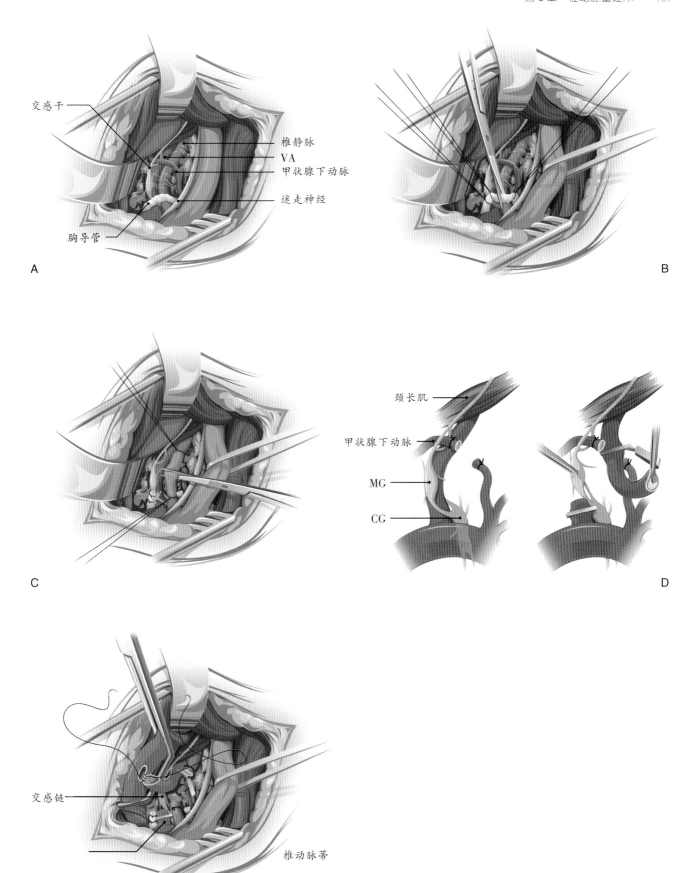

图 6.1　(A)V1 段椎动脉锁骨上入路时的解剖要素。(B)当胸导管从颈总动脉后出现后汇入颈-锁骨融合部时将其分离。(C)分离椎静脉。(D)从中神经节和交感链中游离出椎动脉。(E)将椎动脉吻合至颈总动脉后壁。

当邻近的颈总动脉不适合椎动脉转位时,可利用同侧的锁骨下动脉,以锁骨下动脉–椎动脉旁路[2,3]的方式,重建椎动脉。这种术式适用于椎动脉进入 C7 横突,或椎动脉有效长度不足以到达颈总动脉的患者。

基于锁骨下动脉的椎动脉重建需要暴露锁骨下动脉的第二段。因此,切口应与锁骨平行。在邻近锁骨的地方切断胸锁乳突肌的锁骨头。游离肩胛舌骨肌,分离、翻转出前斜角肌脂肪层及其前、中、后缘,将侧面附属物放置一旁。膈神经走行于前斜角肌表面,将其轻柔分离。分离前斜角肌暴露锁骨下动脉,并游离出足够长度进行阻断。一般来说,分离椎动脉的方法基本同上。首先做远端吻合。

分离并缝扎近端椎动脉。若中间神经节上有足够的动脉,可立即分离以免术中解剖误伤。椎动脉远端至少距颈长肌下缘 1.5cm,以确保其下方椎动脉的安全。修剪该动脉以构建与大隐静脉移植物的吻合。完成远端吻合之后,注意转向锁骨下动脉。最好用 Satinsky 阻断钳阻断锁骨下动脉。使用 5mm 的主动脉打孔器在锁骨下动脉上壁打孔,修剪移植物至适合长度,与锁骨下动脉吻合。

若没有适合的静脉移植物,而近端椎动脉又相对冗长,可在锁骨下动脉起始处切断椎动脉,并牵拉至外侧区域,切断甲状颈干,利用残端进行重建。

远端椎动脉重建术

远端椎动脉的重建能通过不同的技术实现:最常见的是自体静脉的颈总动脉–椎动脉旁路(图 6.2)。其余方式包括颈外动脉–椎动脉置换术(图 6.3);枕动脉–椎动脉置换术和椎动脉–高颈段颈内动脉置换术[4]。

所有术式中,在 C1–C2 水平暴露 V3 段是最常用的路径。选用该部位有诸多优点。相比于其他椎间隙,此处更容易获得足够长度的椎动脉,便于控制以及行动脉吻合。此外,C1–C2

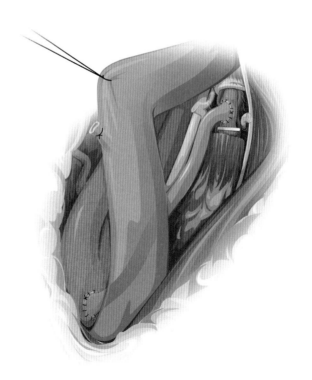

图 6.2 标准的颈总动脉–远端椎动脉旁路。

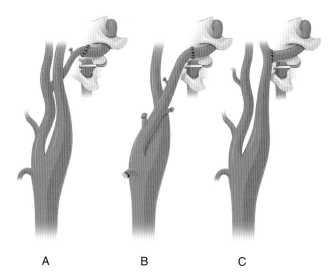

图 6.3 重新开通 V3 段椎动脉的其他方式:(A)枕部至 V3 转位,(B)颈外动脉–V3 转位,(C)V3–颈内动脉转位。

水平距可能损伤椎动脉的骨赘区域较远,所以在全身骨关节炎累及颈椎的情况下,该旁路缓解了 V2 造成的压力,甚至更远端潜在的压力。最重要的是,C1–C2 水平正是椎动脉颈内段(V2)闭塞后改建的部位。在此水平,枕动脉或颈升动脉分支进入椎动脉,保证了椎动脉 V3、V4 节段的通畅,为血管重建提供了可能[5,6]。

　　将患者头部转向对侧,耳垂缝前面,以防切口需延长至乳突。切口与颈动脉内膜切除术相似(图 6.4)。分离颈外静脉。提起颈动脉膨大前端,将耳大神经移向一侧,或分离后置于颈静脉后方,颈静脉位于耳大神经和胸锁乳突肌之间(图 6.5A~G)。副神经脊髓根位于胸锁乳突肌边缘下方、乳突下两个半手指宽度的位置。从颈后脂肪组织游离出该神经,待术者感觉

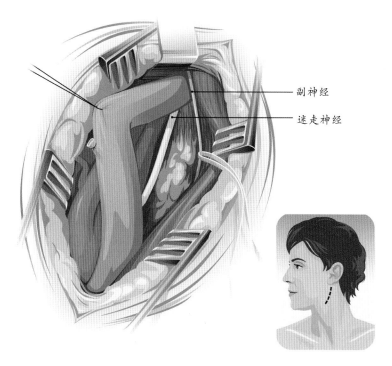

副神经

迷走神经

图 6.4 远端椎动脉的切口及入路。

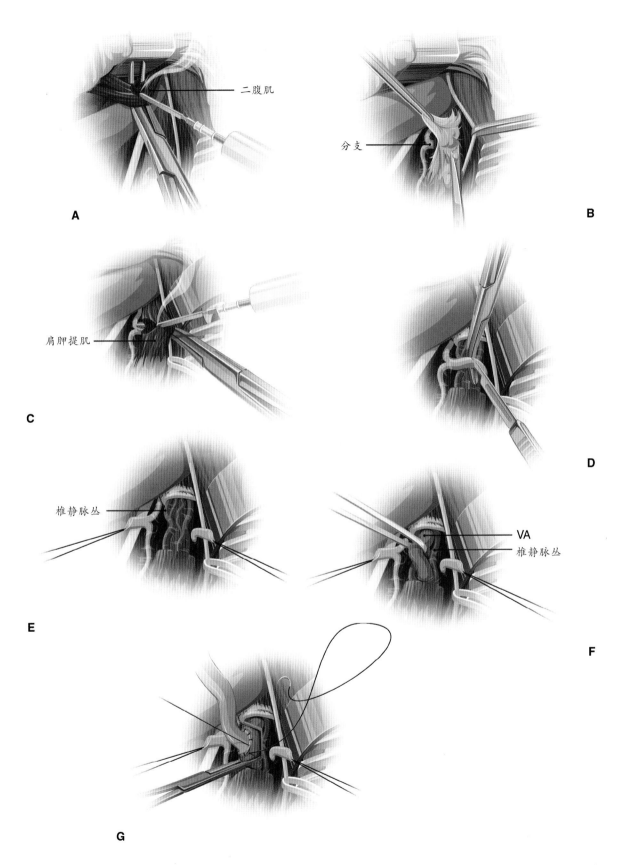

图 6.5 在 C1–C2 间隙游离远端椎动脉。(A)分开二腹肌。(B)拨开提肌表面覆盖的纤维脂肪组织。(C)分开提肌。(D)切断 C2 分支。 (E)暴露其下的椎动脉及相伴的静脉丛。(F)游离出椎动脉远端吻合口。(G)移植物旁路。

神经穿过 C1 横突尖锐的骨性突起,在二腹肌下方将其切断。此时可见颈内静脉位于副神经和横突之间。分离二腹肌,暴露 C1 横突,作为术野上界。若术中采用自动撑开器,则立刻置于其上。清理附着于肩胛提肌上的脂肪组织有助于辨别其前缘。C2 的前支在此前缘分为三支。上支和下支呈环状,与 C1 和 C3 吻合,中间分支才是真正的 C2。一旦确认此支,用直角钳拉起提肌,在距离 C1 汇合点 1~2cm 处切断肌肉。去除远端与 C1 连接的残端,暴露横突的骨性突起。

C2 支在与椎动脉直角相交处膨大。在正上方切断分支,两端分别用缝线牵拉开。可见椎静脉在椎动脉前壁和后壁伴行。轻柔分离椎动脉,用双极电凝处理椎静脉。暴露 C2 顶部至 C1 底部的椎动脉。如果暴露长度不够,有时候可能需要清理部分肌肉肌腱并切除 C1 横突前缘。环形固定椎动脉,以免损伤周围组织。肝素化后,使用特制的 J 型钳阻断椎动脉后进行吻合。该处的椎动脉管壁较第一节段处更薄 *。

颈总动脉-远端椎动脉(V3)旁路术

用蓝色笔标记已分离的静脉以免扭曲。先做远端吻合(图 6.5G)。使用 J 型钳阻断椎动脉,用 7-0 普里林线行开放式端-侧吻合。静脉移植物通过颈内静脉下方间隙,近端吻合于颈总动脉外侧壁 (图 6.2)。

若缺乏良好的隐静脉节段,旁路术可通过外翻闭塞的颈内动脉作为自体移植物实现(图 6.6)。颈总动脉可能存在钙化或其他病变,不适合作为移植物的近端接入点。即便有适合并

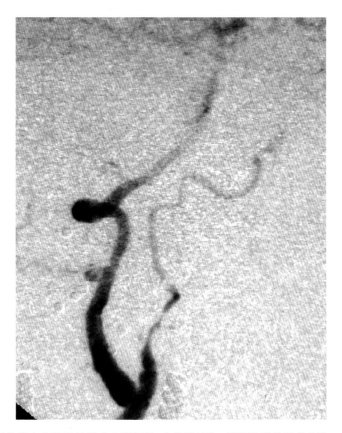

图 6.6　将一段闭塞的颈内动脉行外翻式内膜切除,作为移植物,用以重建远端椎动脉。

---

* 它的壁厚度大约是用来与其行吻合术的隐静脉移植物的 1/3。

可取的隐静脉节段,也可能因长度太短不足以延伸至颈总动脉。这两种情况下,颈外动脉能提供良好的流入道(图 6.7 和图 6.8),避免颈内动脉截流。

颈外动脉–远端椎动脉(V3)转位术

颈外动脉作为远端椎动脉供体的前提是 CTA 或血管造影证实其可用性。包括其起始处无动脉粥样硬化斑块、分支形态,以提供合适口径的血管实施远端椎动脉吻合术。若颈外动脉很早即发出分支,那么主干可能无法满足转位所需的口径。

颈外动脉分出颞浅支和上颌支。分离甲状腺上动脉使颈动脉分叉逆时针旋转,致颈外动脉起始端位于分叉后方(图 6.8)。分离并缝扎颈外动脉远端。剥离近端开口外膜,准备行端–侧吻合。立即在吻合口下方应用金属钳夹闭椎动脉,变端–侧吻合为功能性端–端吻合(图 6.9)。

枕动脉–远端椎动脉(V3)转位术

伴行的枕动脉能与椎动脉管径接近并不常见。我仅在枕动脉伴行且长期向椎动脉供血的患者身上见到过,譬如那些近端椎动脉被用作锁骨下补片来治疗主动脉狭窄的儿童。扩大的枕动脉可在血管形成术中被置换到远端椎动脉之上(图 6.3A)。术野仅需暴露至舌下神经上方,枕动脉走行于二腹肌下方并且与之平行。结扎枕动脉向二腹肌发出的两条分支,分离枕动脉至足够到达其下方远端椎动脉的长度,并用 7-0 缝线吻合。

远端椎动脉(V3)–上颈椎段颈内动脉转位术

该方式禁用于对侧颈内动脉闭塞的患者,因为术中需阻断同侧的颈内动脉。于 C1–C2

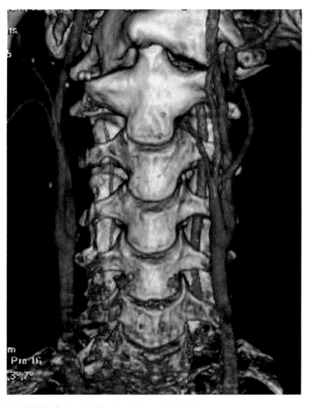

图 6.7A 左侧的远端椎动脉静脉旁路,起始于左侧的颈外动脉。

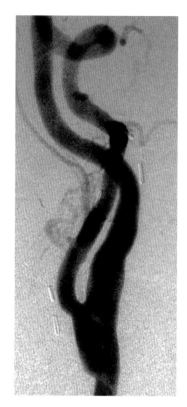

图 6.7B　自颈外动脉开口至远端椎动脉的静脉旁路。

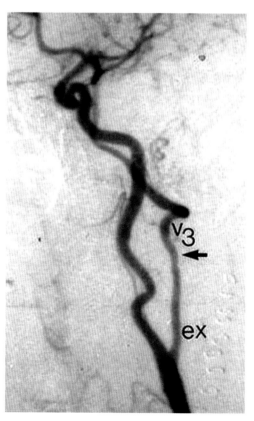

图 6.8　颈外动脉至远端椎动脉转位术后影像。颈动脉分叉 180°旋转使颈内动脉到达分叉处的前部。经过这一操作,颈外动脉能够更容易触及 V3 段椎动脉。箭头所指为远端吻合口,在 C1 横突下方。

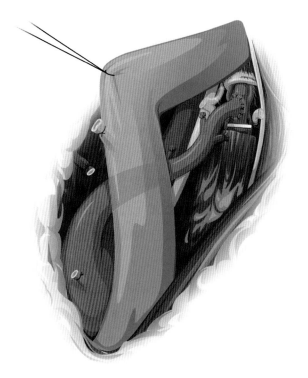

图 6.9　颈外动脉至远端椎动脉转位。

间隙暴露远端椎动脉的标准方法如前所述。此时可见上颈椎段颈内动脉,游离 2cm 长度。向下游离椎动脉至 C2 横突,离断并缝扎近端椎动脉。将远端椎动脉置于颈内动脉前方并靠拢,切开颈内动脉后壁,用 7-0 普里林线行端–侧吻合(图 6.10)。

在某些情况下,椎动脉太短不易被拉伸至颈内动脉,可做 H 型旁路:先将自体移植物(颈外动脉或隐静脉)与椎动脉吻合,最后再行颈内动脉端吻合。

C0–C1 水平椎动脉的枕骨下入路

对于旋转或后仰颈部,枕骨和寰椎椎板之间的椎动脉受到挤压而闭塞的患者,手术需暴露其椎动脉枕骨下段。暴露此处对某些少见的椎动脉夹层也很有帮助,例如夹层累及 C1 水平并且肝素治疗无效[7]。因为椎动脉在进入枕骨大孔之前走行于寰椎椎板后方(图 6.11),所以在此路径下,可分离显露椎动脉寰椎部 *。

患者取侧卧位或俯卧位[7]。先在枕骨下自中线至乳突尖做一水平切口,后在乳突尖处向下沿胸锁乳突肌后缘下行(图 6.13A~F)。切断斜方肌、半棘肌和头夹肌。将胸锁乳突肌从内侧向下牵拉。确认并保护好颈内静脉和副神经。可触及 C1 横突和锐利椎板边缘。分开枕骨下短肌群(头斜肌和头直肌),在下方可见被静脉丛包绕覆盖的椎动脉寰椎段。该动脉前侧被肌束固定,保持椎动脉在寰椎椎板表面。分离出该肌束后,即可将椎动脉提拉出椎板上方。对于椎动脉周围的静脉丛,可予双极电凝处理控制。

经此路径后方可见颈内动脉远端经一间隙走行至胸锁乳突肌内侧。该间隙两侧为乳突及下颌外侧,内侧为颈椎。颈内动脉位于颈内静脉外侧,被舌咽神经、迷走神经和副神经

---

* 这种术式的灵感来自于 Kirtschner 出版于 1930 年的经典的外科手术教材(图 6.12)。

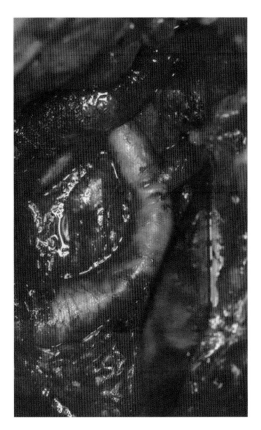

图 6.10　远端椎动脉被转位至颈内动脉的后壁。

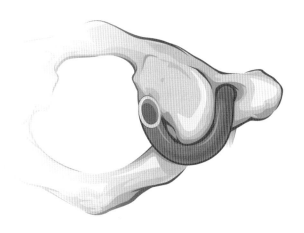

图 6.11　椎动脉寰椎部。

覆盖。在颈动脉进入颞管之前路程的最后 3cm 将其分离。静脉移植物横跨 C1 后椎板,连接颈内动脉和椎动脉,若该旁路术仅为重建闭塞或于 C1 下分离的椎动脉,则无需切除 C1 后椎板。

　　当手术指征为患者表现出椎–基底动脉供血不足症状,且血管造影证实枕骨和寰椎压迫椎动脉,手术的目的则是单纯切除引起压迫的骨板层,减少骨骼对动脉的压迫 (图 6.15A,B)。为此,需要分离附着于骨板层上的肌腱,并提起其上的椎动脉。用一把 Key 骨膜剥离器清理椎板表面。提起椎动脉并将其置于可塑形的柔软的牵开器后方保护起来。当清理腹侧骨板层时,可能出现硬膜外静脉丛出血,但可通过抬高床头、持续灌洗/吸引、使用棉球来控制。在

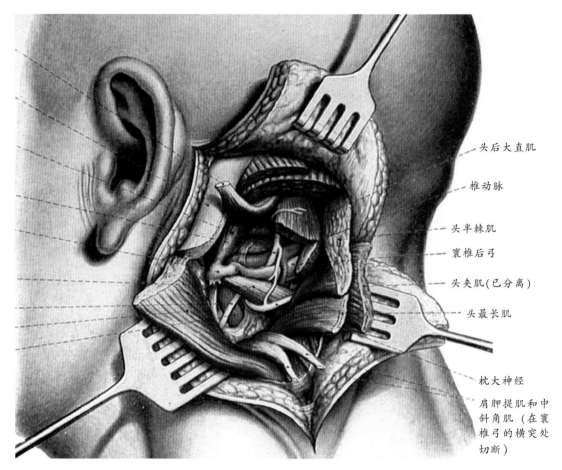

头后大直肌

椎动脉

头半棘肌

寰椎后弓

头夹肌(已分离)

头最长肌

枕大神经

肩胛提肌和中斜角肌（在寰椎弓的横突处切断）

图 6.12　插图摘自 Kirshner 的教科书。

牵开器的保护下，先用高速骨钻离断椎板，用咬骨钳和 Kerrison 钳切除两端，切除长度为 2cm(图 6.15)。为防止因切除不充分引起的再压迫，有可能需要切除更多的骨组织(C1)(图 6.16 和图 6.17)。

椎动脉动脉瘤切除术

暴露及切除颅外段椎动脉动脉瘤是很困难的。双侧椎动脉汇入基底动脉，这限制了 Hunterian 结扎法的运用(图 6.18)。要栓塞一个椎动脉动脉瘤，必须在基底动脉近端和远端结扎点之间钳夹。若患者对侧椎动脉发育不全，结扎一侧椎动脉会有风险。事实上，即便对侧椎动脉通畅，正常汇入基底动脉，也有神经外科个案文献报道[8]，结扎椎动脉导致血栓栓塞基底动脉，继而引发脑梗死或死亡。

我们共接诊 9 例原发椎动脉动脉瘤，其中 8 例行手术治疗。6 例行颈总动脉-V3 旁路重建；1 例行动脉瘤缝合术和椎动静脉瘘修复术；1 例行两端结扎；最后一例同时患有 Ehler-Danlos 综合征的患者，曾尝试三次远端吻合术(V3 段)，因缝线撕裂血管失败告终，仅结扎远端椎动脉。伴 Ehler-Danlos 综合征的患者的血管缝合极其困难，我们更倾向于选择血管腔内封闭术，避免行开放的重建术。

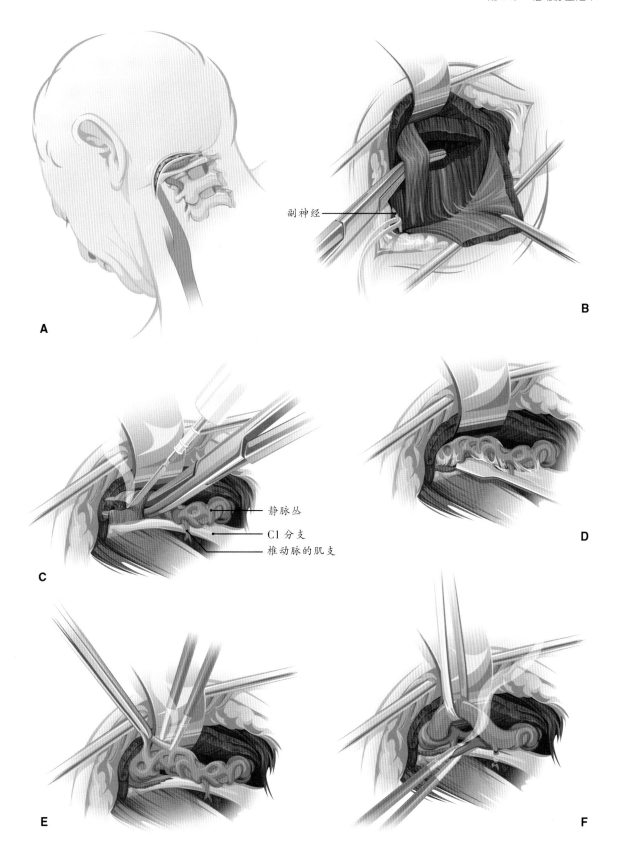

副神经

静脉丛

C1 分支

椎动脉的肌支

A
B
C
D
E
F

图 6.13　枕骨下路径解剖显露椎动脉步骤。(A)切口。(B)颈部肌肉切除。(C)显露椎动脉及其表面包绕的静脉丛。(D)从椎板表面游离出椎动脉。(E)双极电凝控制静脉丛出血。(F)游离出椎动脉寰椎部。

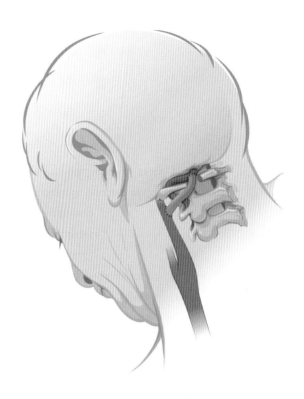

图 6.14   颞骨下颈内动脉到枕骨下椎动脉的旁路术。该患者同时行椎板切除术纠正压迫。旁路术用于纠正椎动脉病变对该部位的严重压迫。

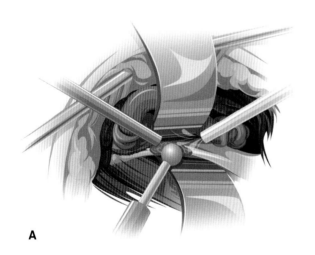

A

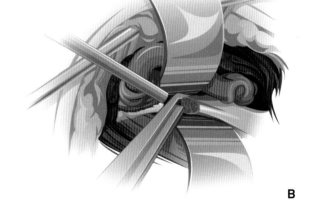

B

图 6.15   C1 的局部椎板切除术。

二次手术

多数行远端椎动脉二次手术的患者是因为远端吻合口发生再狭窄。二次手术的关键为解剖、切除和远端吻合再次成形。最佳手术顺序为:从旁路移植物中间部分开始游离解剖,然后继续解剖分离其四周组织至 C1 横突。切除 C1 横突的骨膜和瘢痕组织,用骨咬钳和 Kerrison 钳切除其前部。多数动脉旁的静脉丛已在先前的手术中通过双极电凝进行凝固处理,这

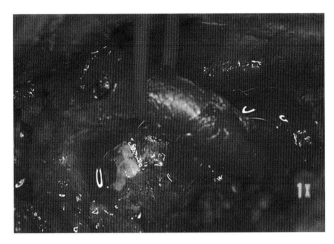

图 6.16　寰椎部椎动脉已游离。该图显示一例 C0-C1 压迫椎动脉复发的患者。左侧可见将 C1 横突从椎动脉垂直部分分离。右侧可见椎动脉消失于枕骨大孔边缘下方。

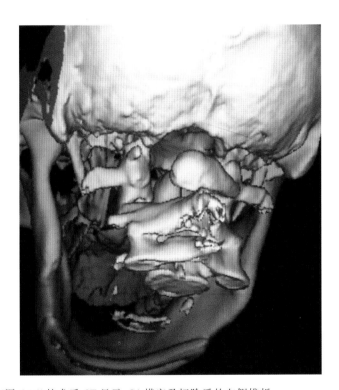

图 6.17　同一患者(图 6.16)的术后 CT 显示,C1 横突及切除后的左侧椎板。

使得横突间穿行的椎动脉段解剖显露更加容易。但是如果没有足够长的可用动脉,则需施行远端椎动脉腔内栓塞术。置入 2 号球囊不超过 C1 远端 1cm。球囊充盈若超过枕骨大孔水平的寰枕膜,可能会导致椎动脉 V4 节段的薄弱前壁穿孔或破裂(见下文)。

技术失败回顾

　　回顾先前的案例,一例椎动脉旁路术的患者因远端吻合欠佳出现远端血栓形成。24h 后的二次手术打开吻合口,发现远端椎动脉新鲜血栓形成而闭塞。遂插入 2 号取栓导管至远端

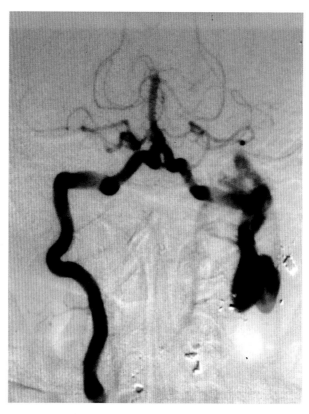

图 6.18　左侧椎动脉动脉瘤近心端结扎后,不能阻止对侧椎动脉反流导致瘤体增大。

椎动脉 3cm,取栓后血液反流良好。吻合新的静脉移植物并行旁路术恢复血流,但患者却出现难以控制的高血压。麻醉终止时发现患者呈昏迷状态。随后的尸检证实,取栓造成的椎动脉 V4 节段穿孔导致了致死性蛛网膜下腔出血。

　　严禁施行椎动脉分流术。分流血管造成的创伤有可能损坏椎动脉,更有意义的是,如果采取了足够措施保护大脑,没必要采用分流术。

　　务必结扎淋巴导管以避免淋巴囊肿的发生。避免缝扎胸导管及任何可能于右侧可见的附属胸导管,可以双重结扎或钳夹。不恰当的结扎胸导管近端节段(从后纵隔至颈总动脉)会导致乳糜胸。若出现该并发症,需开胸在胸导管更近端的位置结扎。

　　若损伤进入颈中神经节前缘和后缘的分支,会导致不完全 Horner 综合征。

　　颈外动脉–远端椎动脉转位术较传统的颈总动脉–远端椎动脉旁路,走行更为水平,且随颈部的旋转而改变。鉴于此,避免颈外动脉长度的误差尤为重要,太短会造成吻合口张力过大,太长容易缠绕。若一切顺利的话,颈动脉–远端椎动脉旁路术较颈外动脉–远端椎动脉转位术更可取。

　　远端椎动脉最好的吻合方式是端–侧吻合。在我早期远端椎动脉旁路术的临床经验中,我在 C2 水平分离椎动脉,将其游离远端与移植物行端–端吻合。但该方式很有可能会引起吻合两端的血管轴向旋转,从而干扰远端吻合。

　　远端吻合口处内膜增生造成的狭窄可通过球囊扩张血管成形术控制处理,即便同一部位的复发也很频繁(图 6.19)。在极少见的情况下,对椎动脉远端行血管切开术时,可发现来源于近心端血管的内膜片。内膜片极薄,难以吻合贴附回血管壁。我遇到过 2 例夹层病例,通过切开血管开窗切除内膜片,直到远端椎动脉夹层形成的狭窄处。

　　某些特定的面部交感反射性营养不良(RSD)可见于颈外动脉的手术相关性夹层患者,例如实施颈外动脉–远端椎动脉转位术,或者在舌下神经上方分离颈外动脉和颈内动脉抬高

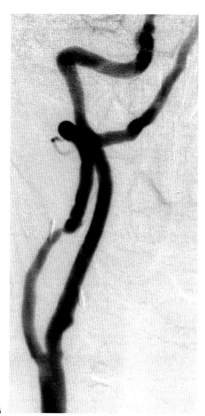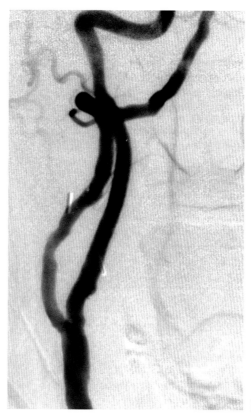

图 6.19 (A)颈外动脉-远端椎动脉转位术术后 1 年,吻合口出现内膜增生。(B)通过血管成形术进行矫正。

腮腺[9]。这些患者的脸颊和单侧下颌会发生剧烈的、尖锐的疼痛,该疼痛可由咀嚼动作或酸性饮品触发。这种痛觉过敏也能被极轻微的动作触发,例如剃须。这与 RSD 患者的肢端发汗或者面部血管舒缩性改变无关。疼痛由伴随颈外动脉的交感节后纤维损伤引起(颈外动脉和远端椎动脉置换时,颈外动脉被分离)。与起源于节前纤维不同,疼痛发生于相应神经辐射的皮区。面部 RSD 患者经保守治疗后预后均较好,包括对于星状神经性节阻滞也是有效的,即使是作为一种延迟治疗手段。

手术风险数据(1980~2011 年)

	n	死亡		卒中		死亡/卒中	
		n	%	n	%	n	%
近端[a]	417	0	0	0	0	0	0
远端	243	4	1.6	5	2.1	4	2.1
合计	660	4	0.6	5	0.8	5	0.8

[a] 此处指单纯近端椎动脉重建术,并不联合颈动脉内膜剥脱术。

(杨俊林 邹思力 职康康 译 金杰 王亮 陈忠 校)

参考文献

1. Roon AJ, Ehrenfeld WB, Cooke PB, Wylie EJ. Vertebral Artery Reconstruction. *Am J Surg*. 1979;138:29–36.
2. Berguer R, Bauer R. Vertebral artery bypass. *Arch Surg*. 1976;111:976–979.
3. Berguer R. Vertebral artery reconstruction. *Ann Surg*. 1981;193:441–447.
4. Berguer R, Morasch MD, Kline RA. A review of 100 consecutive reconstructions of the distal vertebral artery for embolic and hemodynamic disease. *J Vasc Surg*. 1998;27:852–859.
5. Berguer R. Distal vertebral artery bypass: techniques, the "occipital connection" and potential use. *J Vasc Surg*. 1985;2:621–626.
6. Berguer R, Kline R, Caplan L. Surgical reconstriuction of the extracranial vertebral artery: management and outcome. *J Vasc Surg*. 2000(1 Pt 1):9–18.
7. Berguer R. Suboccipital approach to the distal vertebral artery. *J Vasc Surg*. 1999;30:344–349.
8. Shintani A, Zervas NT. Consequence of ligation of the vertebral artery. *J Neurosurg*. 1972;36:447–450.
9. Arden RL, Bahu SJ, Zuazu MA, Berguer R. Reflex sympathetic dystrophy of the face: current treatment recommendations. *Laryngoscope*. 1998;108:437–442.